Microhábitos saludables

Beatriz Crespo

Microhábitos saludables

Pequeñas acciones para grandes cambios.
Transforma tu vida en menos de 2 minutos

Papel certificado por el Forest Stewardship Council®

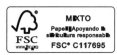

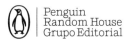

Primera edición: abril de 2025

© 2025, Beatriz Crespo Ruiz
© 2025, Penguin Random House Grupo Editorial, S. A. U.
Travessera de Gràcia, 47-49. 08021 Barcelona

Penguin Random House Grupo Editorial apoya la protección de la propiedad intelectual. La propiedad intelectual estimula la creatividad, defiende la diversidad en el ámbito de las ideas y el conocimiento, promueve la libre expresión y favorece una cultura viva. Gracias por comprar una edición autorizada de este libro y por respetar las leyes de propiedad intelectual al no reproducir ni distribuir ninguna parte de esta obra por ningún medio sin permiso. Al hacerlo está respaldando a los autores y permitiendo que PRHGE continúe publicando libros para todos los lectores. De conformidad con lo dispuesto en el artículo 67.3 del Real Decreto Ley 24/2021, de 2 de noviembre, PRHGE se reserva expresamente los derechos de reproducción y de uso de esta obra y de todos sus elementos mediante medios de lectura mecánica y otros medios adecuados a tal fin. Diríjase a CEDRO (Centro Español de Derechos Reprográficos, http://www.cedro.org) si necesita reproducir algún fragmento de esta obra.
En caso de necesidad, contacte con: seguridadproductos@penguinrandomhouse.com

Printed in Spain – Impreso en España

ISBN: 978-84-666-8070-7
Depósito legal: B-2712-2025

Compuesto en Comptex & Ass., S. L.

Impreso en Liberdúplex, S.L.U.
Sant Llorenç d´Hortons (Barcelona)

BS 80707

A mi familia y amigos, por ser el corazón y la chispa detrás de cada paso. Con su ejemplo y dedicación, fueron los primeros en demostrar que los Microhábitos saludables tienen un poder transformador inmenso. Gracias por ser quienes encendieron la llama de un movimiento que hoy inspira a miles de personas a regalarse «tres microhábitos al día». Porque cada uno de vosotros y de los que estáis leyendo esta dedicatoria formáis parte de esta comunidad que demuestra, día tras día, que los pequeños gestos pueden cambiar el mundo.

Índice

Prólogo 13
Introducción. Cómo crear y mantener hábitos
    saludables en un mundo que no se detiene 17

1. El poder de los microhábitos 41

    El reto 42
    La intentona 43
    El hábito 44
    La teoría del pequeño empujón 68
    La teoría de las ganancias marginales 72
    El poder los microhábitos saludables 74
    ¿Y cómo hacemos crecer los microhábitos? 75
    Conclusiones del capítulo 77

2. Microhábitos saludables 78

    Microhábitos de movimiento 80
    Microhábitos de alimentación 90

Microhábitos de descanso.................... 106
Microhábitos para la autogestión positiva de las
    emociones............................. 122
Microhábitos para el desarrollo
    personal y profesional.................... 134
Microhábitos para disfrutar de la sexualidad
    y el erotismo........................... 150

3. «Mi día en tres microhábitos», el método hacia
    los grandes hábitos....................... 166

¿Por qué tres microhábitos diarios?............. 167
Dos versiones del método «Mi día en tres
    microhábitos» 168
¿Cómo medir tu progreso? 185

4. De la teoría a la acción........................ 195

Ejemplo 1: microhábitos saludables para identificar
    el hambre emocional 195
Ejemplo 2: microhábitos saludables para reducir la
    procrastinación 204
Ejemplo 3: microhábitos saludables para mejorar
    la desconexión digital 212

5. Sé parte del cambio: comparte los microhábitos.... 223

   Del «Yo nunca» al «Soy capaz»:
      historias que inspiran...................... 224
   Voy a conseguir hacer deporte regularmente...... 225
   Voy a comer de forma saludable................. 226
   Voy a quererme más............................ 227
   Voy a conseguir desconectar cuando
      salga del trabajo 228
   Voy a hablar de forma que me escuchen 230
   Comparte y multiplica tus microhábitos.......... 231

Agradecimientos 235

Prólogo

El crujido del metal es ensordecedor. Apenas puedes respirar. Sientes el calor pegajoso del aire entrando por tu nariz y, aunque logras abrir los ojos, todo a tu alrededor es un caos borroso. El olor a gasolina llena tus pulmones mientras intentas comprender lo que acaba de suceder: has tenido un accidente. En un instante, tu vida ha cambiado para siempre.

De pronto, una voz rompe el silencio que te envuelve: «¿Estás bien?». No lo estás. No sientes dolor, pero tu cuerpo no responde como debería. No puedes mover las piernas, ni los brazos, ni siquiera los dedos de las manos. El pánico se apodera de ti y tu mente vuela a lo que más amas: tu familia. ¿Cómo les explicarás esto?

El sonido de una ambulancia te arrastra de vuelta a la realidad. Debes salir del amasijo de hierros que una vez fue tu coche, pero el terror de confirmar lo que ya sabes te paraliza. No sientes nada del cuello para abajo. Y aunque todo se vuelve confuso, pronto estás en urgencias, ingresando en el Hospital Nacional de Parapléjicos de Toledo, uno de los mejores centros del mundo.

Comienzas un viaje inesperado: una vida con tetraplejia.

Así empieza la historia de uno de los cientos de pacientes a quienes acompañé en su rehabilitación durante los diez años que trabajé en ese hospital.

Era el año 2007, acababa de terminar mis estudios en Ciencias de la Actividad Física y del Deporte y, sin saberlo, me había embarcado en la misión que cambiaría también mi vida para siempre.

Aquellos primeros días entré nerviosa en la Unidad de Biomecánica, con esa mezcla de emoción y miedo que se siente al enfrentar algo nuevo e importante. A lo largo de aquella década, trabajé creando exoesqueletos y videojuegos de telerrehabilitación y realizando muchos análisis de marcha y propulsión en silla de ruedas. Vi el dolor, el sufrimiento y la incertidumbre de personas que lo habían perdido todo en un instante. Pero también fui testigo de algo increíblemente poderoso: la transformación humana.

Cada historia de superación era única, pero todas compartían un hilo conductor: pequeños pasos diarios. Acciones tan simples como adaptables que, independientemente del punto de partida, lograban cambiar vidas. Fui testigo de momentos extraordinarios: acompañé a pacientes que habían perdido la movilidad en el aprendizaje que los llevó a desplazarse solos por la calle, a comer de manera autónoma sin usar las manos, incluso a ganar medallas en los Juegos Paralímpicos.

Esas pequeñas victorias diarias me enseñaron el poder de los microhábitos: acciones muy simples que parecen insignificantes, pero que, combinadas todas ellas, provocan un cambio profundo. Y no hablo solo de un cambio físico o mental, sino de una transformación que se da en todos los aspectos de la vida. Hablo del poder que te da elegir tu camino, que nadie lo elija por ti.

Te pongo un ejemplo.

Imagina que te despiertas una mañana y, en lugar de lanzarte directamente al caos que te espera tras el sonido del despertador, te concedes un instante para hacer algo pequeño pero poderoso. Bebes un vaso de agua fresca y sientes cómo cada célula de tu cuerpo se despierta con energía renovada.

O piensa que estás teniendo un día estresante. Te detienes por un segundo, cierras los ojos y haces una respiración profunda, liberando conscientemente la tensión acumulada.

Tal vez mañana no pongas el despertador y no tengas la obligación de ir a trabajar. En tal ocasión, tu microhábito podría ser disfrutar dos minutos más de la suavidad de las sábanas y saborear esa sensación de poder despertarte tranquilamente, sin prisa. Imagínalo, ¿lo sientes?

Estos pequeños gestos llenos de impacto positivo, combinados entre sí, tienen el poder de llevar tu autocuidado a un siguiente nivel de consciencia. Son fáciles, sencillos de aplicar en el día a día y flexibles. Muy flexibles. Y hay tantos como días tiene la semana, incluso como horas tiene el día.

En este libro te propongo alejarnos de los costosos hábitos y desafíos de sesenta y seis días que la ciencia marca como horizonte temporal mínimo para conseguir fijar un nuevo hábito saludable o de los veintiún días, aparentemente más fácilmente alcanzables, que propuso el marketing. Funcionó en su momento, claro, de ahí su base científica, pero, como les ocurre a mis admirados pacientes, la vida ya no es la que era y no disponemos ni siquiera de un día igual al anterior. La fórmula que describe un hábito como una acción o conjunto de acciones basadas en la repetición ya no funciona.

No necesitas hacer grandes sacrificios ni realizar cambios drásticos. Tampoco repetir el mismo hábito el resto de tu vida para fijarlo. Solo necesitas flexibilidad e ideas prácticas para empezar.

En las siguientes páginas te mostraré multitud de microhábitos que han revolucionado por completo la vida de miles de personas. Podrás elegir los que mejor se adapten a tu estilo de vida y aprenderás a crear otros nuevos, los tuyos.

No se trata de hacer más, sino de hacer mejor. No se trata de luchar contra uno o una misma, sino de encontrar el camino que mejor se adapte a ti, a tu vida y a tus sueños, incluso si estos cambian de un día para otro.

Te doy la bienvenida a *Microhábitos saludables*, un viaje que no solo cambiará la forma de cuidar de ti, sino tu forma de vivir.

Introducción

Cómo crear y mantener hábitos saludables en un mundo que no se detiene

Antes de meternos de lleno en cómo se crea un hábito saludable en un contexto tan cambiante como el actual, quiero empezar compartiendo un dato curioso que te hará reflexionar: el 80 por ciento de las personas que intenta cambiar sus hábitos falla en las primeras semanas. A mí la cifra me sorprende mucho. ¿Significa esto que ochenta de cada cien personas siempre fracasan cuando lo intentan? Es un porcentaje altísimo. Estas estadísticas llaman poderosamente mi atención. ¿Cómo puede ser que con todo lo escrito hasta la fecha sobre la generación de nuevos hábitos y con los miles de recursos que tenemos a nuestro alcance el destino de nuestra motivación sea el fracaso?

Preguntas como esta son las que me han llevado a seguir investigando sobre el proceso de creación de los hábitos y sobre cómo podemos mantenerlos una vez creados. Si bien la ciencia está ahí para escucharla, las preguntas sin respuesta aparente son las que hacen evolucionar un asunto.

Pero, si te parece, pongámonos en situación para que puedas analizar en primera persona cuáles son tus propios obstáculos mentales y físicos, que, quizá, también sean los de otras personas.

«La alarma del despertador suena y, de inmediato, la sensación de agotamiento te invade. Sabes que tienes mil cosas que hacer, pero prefieres quedarte cinco minutos más en la cama. Cuando vuelves a cerrar los ojos, el estrés comienza a recordarte todas las tareas que te esperan».

Quizá te suene esta escena porque en ella ves reflejado lo que a te pasa cada mañana. Es también el caso de Manuel, un padre de dos hijos que trabaja como administrativo, y de su pareja Laura, una exitosa abogada. El primero necesita unos minutos más en la cama para poder descansar físicamente; la conciliación de las tareas del hogar, la crianza y el trabajo lo tiene agotado. En el caso de Laura, es una cuestión más mental. Su cabeza solo encuentra la paz cuando alcanza el sueño profundo, pero le da miedo el momento de ir a la cama porque le cuesta muchísimo dormirse. A veces, ni lo consigue.

Para Manuel, siempre hay algo más importante que él mismo; para Laura, su agenda sobrecargada no deja hueco alguno para el descanso. A pesar de sus diferentes estilos de vida, ambos deben enfocarse en el mismo objetivo: priorizar su bienestar.

Laura me confesó que sentía que le faltaba fuerza de voluntad, siempre había algo en el trabajo que era más importante. Aguantaba porque era una persona acostumbrada al estrés laboral, pero su salud empezaba a resentirse. Además, pensaba que, si no estaba permanentemente conectada, dejaría de tener el reconocimiento que tanto esfuerzo le había costado.

Manuel, entre bromas, admitía que siempre se cruzaba algo en su camino, especialmente relacionado con los niños. Esta es una circunstancia que puedo comprender ahora que soy madre, pero, sin duda alguna, es también una excusa que nos lleva a procrastinar una y otra vez, pues después de la niñez vendrá la adolescencia y, según me cuentan mis compañeros de trabajo y amigos, es una fase de la crianza que también tiene sus luces y sombras.

Hace veinte años, cuando comencé a buscar respuestas, leí artículos científicos escritos por psicólogos, neurocientíficos y expertos en desarrollo personal, y todos abordaban una misma cuestión, pero desde diferentes perspectivas: ¿Por qué nuestras intenciones de vivir mejor se disuelven en la rutina diaria?

En este libro no solo exploraremos las razones científicas y psicológicas que dificultan tu cambio de hábitos, sino que te guiaré paso a paso para que encuentres estrategias reales y aplicables a la vida actual que te ayuden a superar todos los obstáculos que se pongan en tu camino.

Para ello, tomaremos como punto de partida las ideas de algunos de los autores y científicos más exitosos en la materia para, posteriormente, adaptar la teoría y la práctica a lo que Manuel, Laura, tú o yo vivimos en nuestro día a día. Como siempre digo, si lo entiendes, lo aprendes, y si lo aprendes, lo aplicas. Así que, ¡vamos allá! Es hora de descubrir cómo podemos empezar a cuidarnos en todos los aspectos y casi sin pensar en ello.

A continuación, compartiré contigo las cinco claves más relevantes y actuales sobre cómo vencer los desafíos que hacen tan difícil crear hábitos saludables con éxito y mantenerlos.

Clave 1. Hábitos de consumo rápido y placer inmediato: la teoría de las diez mil opciones

Hace ya muchos años que se descubrió que nuestro cerebro, diseñado para ahorrar energía ante cualquier toma de decisión, tiende a elegir la ruta más fácil. Esto explica por qué la mayoría de las personas preferimos el ascensor antes que las escaleras o que nos preparen la comida en lugar de cocinarla nosotras mismas.

Si lo piensas bien, muchas de nuestras costumbres, como aliñar una ensalada de la misma manera que lo hacían nuestros padres, responden a este principio de hacer «lo mismo de siempre». Si no pensamos conscientemente en lo que hacemos, nuestro cerebro optará por el camino conocido y más sencillo de recorrer.

Este instinto ahorrador se extiende a muchas de las decisiones que hemos tomado en algún momento de la vida y que se han quedado grabadas en nuestro subconsciente: seguimos con la misma compañía telefónica durante años o llevamos una libreta en el bolso para hacer la lista de la compra o anotar cosas importantes solo porque es a lo que estamos acostumbrados. Lo hacemos por inercia, incluso si eso significa no explorar opciones mejores.

El «cerebro ahorrador» explica por qué muchos de los intentos de crear hábitos que comienzan con «el lunes empiezo» no acaban funcionando. Aunque deseamos ser más saludables, tras un primer impulso de cambio, nuestra mente vuelve a caer en viejos hábitos.

En los últimos años nos hemos acostumbrado a recibir lo que queremos al instante: entretenimiento, comida, compras... Y todo desde la comodidad de nuestro sofá. Esto ha afectado directamente a nuestras expectativas: queremos resultados rápidos y sin esfuerzo. Así, si no obtenemos efectos inmediatos, abandonamos el hábito.

Por otro lado, además de la inmediatez, nuestro cerebro desea variedad, la posibilidad de tener múltiples opciones que den respuesta a sus necesidades. Por ejemplo, las plataformas de cine por suscripción nos dan la opción de escoger a golpe de clic diez mil opciones filtradas según tus preferencias si la película que has seleccionado no te gusta. Y si quieres ligar, lo mismo: hace treinta años hubiera sido impensable, pero ahora, si no te gusta una persona tienes otras diez mil, con tus mismos gustos, esperando para conocerte. Curioso, ¿verdad?

Otra de las grandes teorías sobre cómo nuestro cerebro aprende o mantiene hábitos señala el «tiempo» y la «repetición» como elementos imprescindibles para que se pueda automatizar un comportamiento. En el año 2010, la científica Phillippa Lally llevó a cabo un estudio[1] en el que se demostró que se necesitan más de dos meses para que un nuevo comportamiento se vuelva automático (sesenta y seis días, para ser exactos).

De hecho, muchos de los best sellers de las últimas décadas coinciden en el hecho de que los hábitos requieren repetición constante para integrarse en el comportamiento cotidiano.

Ahora bien, ¿quién dispone en la actualidad de sesenta y seis días exactamente iguales o parecidos para poder repetir

---

1. Lally P., Van Jaarsveld C.H.M., Potts H.W.W., Wardle J., «How are habits formed: Modelling habit formation in the real world», *European Journal of Social Psychology*, 2010; 40:998-1009.

una misma acción? La respuesta no va a sorprenderte: cada vez menos personas en el mundo. A la velocidad a la que va la vida, repetir durante tanto tiempo un comportamiento es casi misión imposible.

A menudo perdemos la motivación a mitad de camino porque no vemos resultados inmediatos o porque no percibimos suficiente refuerzo positivo para continuar. ¿Significa esto que nuestro cerebro se vuelve incapaz de crear hábitos que sean persistentes en el tiempo? La explicación más lógica nos llevaría a pensar que, efectivamente, ese es el problema. Si estamos en una etapa de vida en la que no somos capaces de repetir, buscamos inmediatez constante y además nuestra agenda cambia de un día para otro, no le podemos dar tiempo al cerebro para consolidar nuevos aprendizajes. Tampoco para encontrar en los antiguos una respuesta rápida a las nuevas formas de vivir.

Sin embargo, a mí no me acaba de convencer esta explicación para argumentar por qué el 80 por ciento de las personas fracasamos en las primeras semanas de creación de un nuevo hábito.

En este libro descubrirás que soy una persona muy curiosa, por lo que hacerme nuevas preguntas me ayuda a buscar motivos «fuera de la caja» para encontrar explicaciones aún no contadas.

Por ejemplo, en el caso que nos ocupa, cuando estudio la forma en la que se comporta nuestra motivación, encuentro un punto de inflexión interesante para debatir este planteamiento tan aparentemente lógico.

Una manera eficaz de mantener la motivación alta es celebrar los pequeños logros. Imagina que quieres dedicar un poco de tiempo a organizar tu espacio de trabajo, pero que te cuesta empezar porque no disfrutas de la tarea. Para motivarte a mantener un hábito de organización diaria, prueba a dividirlo en bloques de dos minutos al día hasta que logres tener el escritorio como deseas y, cuando lo completes, prémiate con un pequeño placer que tengas a mano. Puede ser una onza de chocolate (mejor con un 85 % de cacao puro), un tentempié saludable, un café o una infusión o tu bebida favorita. De esta manera, tu cerebro empezará a asociar la tarea de organizar tu escritorio con una recompensa inmediata que te genera satisfacción.

Nuestro cerebro ha demostrado ser capaz de adaptarse rápido si los estímulos son fáciles y placenteros, por tanto, queda claro que tendemos a consolidar los aprendizajes que nos hacen sentir bien. Y estos pueden ser positivos para nuestra salud… o negativos.

Por ejemplo, asociar una copa de vino o una cerveza al final del día con un momento de descanso y relax es negativo para nuestra salud, un hábito que se puede convertir en un problema con el alcohol si se repite diariamente y en una adicción si nos sentimos incapaces de prescindir de ese refuerzo para conseguir relajarnos. Algo parecido ocurre con el tabaco o incluso con las sustancias opiáceas que incitan al sueño cuando tenemos dificultades para conciliarlo.

Que el cerebro sea capaz de consolidar nuevos aprendizajes en periodos breves de tiempo gracias a que la rutina que implementamos nos hace experimentar una recompensa emocional inmediata significa que crear un hábito no depende tanto ni de la repetición, ni de un periodo de tiempo determinado, ni de encontrar caminos conocidos para hacer «lo mismo de siempre». Lo que significa es que nuestro cerebro es lo suficientemente flexible como para adaptarse en poco tiempo a aquello que nos motiva y de manera más lenta a lo que nos supone un esfuerzo aburrido y sin recompensa inmediata.

Por tanto, la primera clave que quiero compartir contigo para que juntos superemos los obstáculos que hacen que crear y mantener hábitos de vida saludable sea tan difícil será poner a tu disposición hábitos saludables que consuman poco tiempo y que produzcan placer inmediato. Y si no te funcionan, no pasa nada, porque en estas páginas aprenderás la forma de encontrar otras diez mil opciones diferentes para conseguirlo.

Clave 2. Para crear hábitos saludables, deja de esforzarte

Durante siglos, la cultura del esfuerzo ha sido el motor que ha logrado que millones de personas mejoren su vida. Pero frases como «Entrena duro para obtener resultados» o «Sin dolor, no hay resultado» han pasado a mejor vida. La realidad es que muchos de nosotros no encontramos en el esfuerzo el premio que compense las muchas horas invertidas en el intento de alcanzar hábitos saludables. ¿Por qué? Porque nos esforzamos demasiado.

Carol Dweck, psicóloga y autora del influyente libro *Mindset: la actitud del éxito*, explica que muchas personas no logran mantener nuevos hábitos porque tienen creencias rígidas que limitan su crecimiento. Una de esas creencias comunes es la de que «Si quieres, puedes», reforzada por dichos típicos de la cultura popular como «A quien madruga...» o «Quien la sigue, la consigue». Este pensamiento, que sugiere que, si te esfuerzas, alcanzarás todo lo que te propongas, es uno de los mayores obstáculos para transformar nuestras vidas.

A lo que me refiero con esto es a que el cambio «real» hacia una vida saludable no pasa por esforzarnos más, sino por simplificar nuestros hábitos y por integrarlos de manera natural en nuestra vida diaria, sin resistencia.

Recuerdo perfectamente el momento en el que conocí a la *coach* española Pino Bethencourt. Cuando fui seleccionada como referente en la Nova 111 List, uno de los premios que obtuve fue una sesión con ella. Para quien no conozca este *ranking*, es una lista que reconoce públicamente a los mejores talentos de menos de treinta y cinco años en las once áreas más relevantes de la economía;[2] en mi caso, Salud y Ciencias de la vida.

Cuando conocí a Pino, comprendí perfectamente el valor de ese premio; lo que no imaginé es cómo me cambiaría una sola sesión. ¡Su teoría de «abrazar nuestro lado más salvaje» me encantó! Pino es directa, no se corta un pelo en decirte lo que piensa y, sobre todo, no busca agradarte. En la primera parte de nuestra charla, yo le conté que me encontraba agotada física y mentalmente; en la segunda, me centré en relatarle orgullosa todos los méritos que me habían llevado a ser seleccionada en aquel *ranking*: dos doctorados académicos, una trayectoria ascendente en diferentes profesiones, reconoci-

---

2. <https://www.novatalent.com/111/spain>

miento y notoriedad en mi sector, etc. Todos estos méritos parecían compensar, aparentemente, el esfuerzo físico y mental que sostenía a duras penas.

Ella, lejos de felicitarme como todos los demás, me dijo claramente que ese esfuerzo no me servía para nada saludable, que dejara de hacer lo que estaba haciendo: «Beatriz, tu mayor problema es el esfuerzo que empleas en todo lo que haces en tu vida, personal y profesionalmente. Cuando dejes de esforzarte todo el tiempo, tu cuerpo será capaz de acumular la energía suficiente para disfrutar del día a día».

No imaginas el alivio que sentí al escuchar sus palabras. Fue inmediato. ¿De verdad no tengo que esforzarme para encontrar la felicidad ni para conseguir mis objetivos? ¡Pues esto ya es un gran paso!

Pasar del «Yo nunca he podido» al «Puedo lograr lo que me proponga» es un cambio de mentalidad que puede transformar nuestras vidas por completo, pero cada vez estoy más segura de que, para conseguirlo, la clave es dejar de esforzarnos.

En mi primera charla TEDx, hablé de la capacidad que todos los seres humanos tenemos para cambiar sin apenas pensar en ello.[3] Fue la primera vez que expuse públicamente el concepto que estaba estudiando: los microhábitos saludables. «Poder usarlos para elegir nuestro camino y que nadie, ni nada, lo elija por nosotros».

Resultó realmente potente llegar a la conclusión de que la suma de muchas pequeñas acciones en nuestro día a día podía llegar a crear hábitos de vida saludable casi sin darnos cuenta. Sin esfuerzo.

---

3. Charla TEDx, «Microhábitos que cambian tu vida», <https://www.youtube.com/watch?v=JFqwdvoNnEY>

Así, la segunda clave para derribar las barreras que nos impiden mantener hábitos de manera constante está en el poder de la simplicidad. Paradójicamente, esto parece muy complicado, pero no te preocupes, en los siguientes capítulos te enseñaré a integrar hábitos que no generen resistencia, que sean fáciles de llevar a cabo, sin esfuerzo, y que estén totalmente alineados con tu estilo de vida. Solo así podrás mantenerlos a largo plazo.

Clave 3. El *mood* mental es tu nueva fuerza de voluntad

Como hemos aprendido en los puntos anteriores, la posibilidad de contar en tu vida con múltiples opciones saludables de rápido consumo y placer inmediato nos puede llevar a generar hábitos sin esfuerzo. Pero ¿cómo influye nuestra fuerza de voluntad en la búsqueda y puesta en práctica de esas opciones?

Por ejemplo, ¿qué te ha llevado a ti a tener este libro entre las manos? ¿Cuál es la clave que hará que decidas seguir leyendo?

Siempre se ha hablado de la fuerza de voluntad como ese motor intrínseco con el que nacemos y que nos hace sentirnos o no capaces de persistir en una actividad.

La psicóloga Angela Duckworth impartió una magistral charla TED sobre el concepto *grit*, que en español sería algo parecido a la determinación con la que decides hacer o no las cosas a largo plazo.[4] Duckworth estudia científicamente dos

---

4. <https://www.youtube.com/watch?v=H14bBuluwB8>

factores determinantes del éxito en las personas: la pasión y la perseverancia.

Hay personas que cumplen objetivos a largo plazo por una cuestión de pasión. Si lo que persigues está alineado con tu filosofía y tu propósito de vida, es más probable que le seas fiel a largo plazo. Otras personas consiguen sus objetivos por perseverancia. No abandonan los retos por muchos obstáculos que se les pongan por delante por el simple hecho de que se han propuesto completarlos.

La doctora Duckworth concluye matizando que lo que tienen en común las personas que consiguen comprometerse a largo plazo con sus metas es una mezcla de pasión y perseverancia. A eso es a lo que llama *grit*, y es una variable que se puede medir con una escala validada a nivel científico con diez preguntas.

Hoy en día, nuestra capacidad para mantener hábitos no depende solo de la fuerza de voluntad, la pasión o la perseverancia que mostremos ante la idea de llevar una vida más saludable, pues hay muchos factores ambientales y circunstanciales que, en mayor o menor medida, nos afectan a todos. En este sentido, hay un nuevo elemento que ha cobrado relevancia más allá de la fuerza de voluntad de toda la vida: el *mood* mental.

Este término, popular entre las nuevas generaciones, refleja cómo nuestro estado emocional en un momento determinado influye profundamente en nuestras decisiones, sobre todo cuando intentamos adoptar hábitos saludables.

La fuerza de voluntad, según Charles Duhigg (autor del superventas *El poder de los hábitos*), es un recurso limitado. Funciona como un músculo: cuanto más lo usamos a lo largo del día, más se fatiga, lo que nos deja vulnerables a las tentaciones del corto plazo. Por eso, al final de una jornada llena de decisiones, es más difícil resistirse a la idea de saltarse el entrenamiento o de comerse el chocolate que guardamos en el estante de la despensa.

Pero aunque la teoría de la fuerza de voluntad sigue vigente, nuestro estado emocional, o *mood* mental, es otro factor clave a entender e incorporar. No nos sentimos con el mismo nivel de energía en todos los momentos del día. Yo, por ejemplo, no me siento igual de enérgica al despertar por la mañana que cuando acabo de salir de trabajar o cuando por fin logro acostar a mi hijo. Tampoco estoy igual los lunes que los viernes o los domingos. Mi estado emocional en cada uno de esos momentos o situaciones es totalmente diferente, además de imprevisible y muy personal.

Lo mismo le pasa a mi amigo Luis, que, a sus cuarenta años, ha intentado muchas veces mantener hábitos de vida saludable, pero al que, después de un largo día de trabajo, el cansancio y la comodidad del sofá siempre le ganan. Su *mood* al final del día influye directamente en sus decisiones y hace que, a pesar de sus intenciones, su motivación se desvanezca.

Decidir resistirse a la tentación y mantener una gran fuerza de voluntad va a estar más condicionado por lo que te pase en el día a día que por tu capacidad de ser constante. Esto les ocurría también a Laura y a Manuel, la pareja a la que hemos conocido al principio del capítulo. Ambos, en principio, con un alto nivel de compromiso para con su familia o trabajo, pero vencidos por el estrés, la pereza o el cansancio al final del día.

Una solución práctica es ajustar tus hábitos a cómo te

sientes en cada momento. Si tu energía es baja, en lugar de saltarte el ejercicio, opta por una versión más ligera que incluya dos bloques de ejercicios de dos minutos que se puedan hacer exclusivamente con el uso de tu cuerpo. En apenas cinco minutos habrás logrado regalarte una mínima dosis de ejercicio diario, rompiendo física y mentalmente con la barrera más alta: empezar el entrenamiento.

Si entonces decides continuar, bastará con repetir esta secuencia tres veces para completar una sesión de quince minutos, incluyendo un descanso entre bloque y bloque. ¿Vas viendo a lo que me refiero?

La solución no está en forzar siempre el mismo nivel de energía y compromiso, sino en adaptar nuestros hábitos a nuestro *mood* mental. Un hábito debe ser flexible, capaz de ajustarse a cómo te sientes en cada momento. No se trata de abandonar tus objetivos a la primera de cambio, sino de tener alternativas que te permitan seguir adelante incluso los días difíciles. Por ejemplo, si planeas una cena con amigos en tu casa después de un día agotador, en lugar de abandonar tu intención de comer sano y pedir una pizza, puedes recurrir a un plan B más fácil: tener en casa ingredientes sencillos como frutos secos, conservas o quesos. Así, puedes preparar una comida rápida y saludable sin complicaciones.

Como bien dice James Clear: «Tienes que enamorarte del proceso, no del resultado». Los hábitos que se sostienen en el tiempo son aquellos que no dependen únicamente de nuestra fuerza de voluntad, sino de nuestra capacidad de adaptarlos a nuestro día a día sin esfuerzo y sin depender de nuestro estado emocional.

Así que, en lugar de frustrarte, permite la flexibilidad en

tu rutina. Si quieres aprender algo nuevo cada día, como un idioma o una habilidad técnica, pero a veces te resulta difícil concentrarte o encontrar tiempo suficiente, en lugar de estudiar durante una hora, dedica solo unos minutos a aprender algo rápido, por ejemplo, viendo un vídeo corto en YouTube o escuchando el fragmento de un pódcast sobre el tema.

La tercera estrategia esencial para superar los obstáculos que dificultan la adherencia a costumbres saludables reside en tener a mano una red de hábitos alternativos y flexibles que puedas implementar, incluso cuando tu *mood* mental no esté en su mejor momento.

En las siguientes páginas te enseñaré a planear una gran variedad de acciones que cumplan con los mismos objetivos que persigues, pero con la peculiaridad de que se pueden adaptar a tus diferentes estados emocionales y de que no requieren de un gran esfuerzo para llevarlos a cabo. De esta forma, no tendrás excusa ni estado mental que evite tu autocuidado.

Clave 4. Diseña refuerzos positivos con inteligencia cultural

El entorno cultural en el que crecemos es otro de los factores que —quizá nunca te lo habías planteado— influye profundamente en cómo formamos y mantenemos hábitos. En culturas individualistas, como la de Estados Unidos, los hábitos tienden a centrarse en la autosuperación y el logro personal. Tener una casa en propiedad o conseguir un puesto de trabajo relevante que te aporte estatus forman parte del «gran sueño americano», por ejemplo. En cambio, en sociedades colectivistas, como las de Japón o México, la comunidad y las raíces familiares juegan un papel fundamental en la motivación para el cambio. Honrar la memoria de los ancestros manteniendo tradiciones populares puede convertirse en una necesidad vital que condiciona el estilo de vida para muchas personas.

En España, el equilibrio entre la calidad de vida, el trabajo y el ocio, característico de la cultura mediterránea, es una prioridad para muchos, lo que influye en cómo se conciben y adoptan los hábitos. El trabajo que desempeñamos y el círculo social que ofrece el sitio donde trabajamos o donde vivimos determinan en gran medida las decisiones que tomamos. Nuestro enfoque es también colectivista, pero se diferencia de otros en la importancia que tiene la agenda social en nuestro día a día.

Un claro ejemplo lo tenemos en cómo nuestro entorno físico, cargado de bares y restaurantes, nos empuja en algunas ocasiones a tomar decisiones poco saludables, ya sea porque tenemos a mano comida poco nutritiva o porque el acceso al alcohol es muy fácil y forma parte de la cultura de celebración en nuestro entorno.

Para B. J. Fogg, un reputado investigador en ciencias del comportamiento de la Universidad de Standford, es fundamental diseñar nuestro entorno para que sea casi imposible eludir los buenos hábitos. Es decir, coloca las frutas frescas a la vista y guarda los *snacks* menos saludables en los armarios; o deja las zapatillas de deporte en el umbral de la puerta y la mochila con la ropa de deporte preparada encima de la cama. Estos pequeños gestos te ayudarán a diseñar tu entorno para que te cuides casi sin pensar en ello. Podríamos decir que la clave es ponértelo fácil a ti mismo.

Si hablamos de entorno social, podría funcionar encontrar a personas o colectivos que nos sean cercanos y que compartan con nosotros gustos o preferencias relacionados con la práctica de actividad física, como senderismo, baile, *running*, yoga o pilates, entre otros muchos.

En las culturas colectivistas, las personas están más motivadas para cambiar cuando el beneficio afecta a su comunidad, mientras que en las individualistas las metas personales son el principal motor.

Albert Bandura, con su teoría del aprendizaje social, demostró que las personas adoptan comportamientos observando a quienes las rodean.[5] Esto significa que nuestros hábitos también se ven influenciados por los sesgos y expectativas de nuestra cultura.

Veámoslo con un ejemplo. Imagina que cuando sales con amigos, siempre pides agua con gas mientras los demás optan por bebidas alcohólicas. Aunque nadie diga nada, puede que sientas la necesidad de ajustarte al grupo. Sin embargo, si uno de tus amigos te felicita por tu elección y luego sigue tu ejemplo, este refuerzo positivo social fortalecerá tu hábito.

Por tanto, consolidar o no nuestro comportamiento aumenta o disminuye las probabilidades de éxito; pero ¿cómo lo hacemos en nuestro día a día?

Para crear refuerzos positivos, lo primero que te propongo es que pruebes a replicar el comportamiento del amigo que te felicitó y se pidió agua con gas en tu grupo. Es decir,

---

5. Albert Bandura, *Teoría del aprendizaje social*, Espasa-Calpe, 1987.

primero comienza por diseñar los refuerzos atendiendo a nuestro tipo de cultura, a sus sesgos y expectativas. Después, ponlos en práctica en tu círculo cercano. Ver cómo responden otros a estímulos positivos te ayudará a consolidar el aprendizaje sobre cómo construir refuerzos que funcionen.

Te pondré otro ejemplo que me pasó en el trabajo. El primer día que recibí un mail de Vicky, una de mis clientas, me llamó la atención el texto de su firma corporativa: «Mis horas de trabajo pueden no ser las tuyas. Por favor, no sientas la obligación de responder a este mail fuera de tu horario laboral habitual». En mi correo de respuesta le dije: «Vicky, me encanta la frase que incluyes al final de tus mails y me gustaría incluirla también en los míos». ¿Cómo crees que se sintió ella al recibir mi mensaje? Su reacción fue muy positiva y enseguida me dio su consentimiento.

Piensa que somos una cultura colectivista; en concreto, una que necesita de refuerzo social para afianzar comportamientos saludables. Si vemos que nuestros familiares, amigos o compañeros de trabajo reaccionan positivamente a nuestros comportamientos, tendremos más posibilidades de fijarlos rápidamente.

Una vez conseguido el hito de reforzar positivamente los comportamientos de otros, evolucionaremos hacia la forma de hacerlos coincidir con nuestras propias expectativas, gustos y preferencias. De esta forma, dejaremos de necesitar de la reacción de los demás y seremos totalmente independientes para implementarlos en nuestra vida de una forma plena y consciente.

En resumen, la cuarta clave para sortear los obstáculos que complican el establecimiento de hábitos a corto, medio y largo plazo es la creación de refuerzos positivos que se adapten en un primer momento a nuestro entorno cultural y social y después a nosotros mismos. Así, lograremos maximizar las probabilidades de éxito. Lo pondremos en práctica en los capítulos siguientes.

Clave 5. Rompe con tus sesgos: supera las trampas mentales

La americana Gretchen Rubin, otra de mis «gurús» preferidas en lo que respecta a temas de hábitos y felicidad, sostiene que la razón por la que nos cuesta tanto mantener hábitos saludables es que no existe una estrategia única para todos. Según Rubin, conocernos a nosotros mismos es clave para adaptar los hábitos a nuestras tendencias naturales, lo que los hace más fáciles de mantener.

Otro autor que también me gusta mucho y que me resulta muy inspirador es Stephen Covey.[6] Él va un paso más allá que Rubin, pues entiende el hábito no como una sola acción, sino como la expresión de cómo queremos vivir nuestra vida. Creo que hacer este clic mental es realmente esclarecedor, ya que seguramente atenta contra todo lo que siempre habías considerado que son los hábitos.

Si intentas hacer ejercicio todos los días, pero no te consideras una persona activa, probablemente abandones el hábito. Si quieres ser amable y empático con todos tus compañeros de trabajo, pero no estás a gusto en ese ambiente laboral y

---

6. Stephen Covey, *Los 7 hábitos de la gente altamente efectiva*, Paidós, 1989.

tampoco te parecen adecuadas algunas de las prácticas habituales entre compañeros, lo más probable es que termines mostrando tu peor cara menos en tu hogar y en tu círculo de confianza. Esto ocurre porque, en el fondo, tu verdadera identidad no se corresponde con lo que te aporta el entorno que te rodea.

Cuando los hábitos que eliges están desalineados con quién eres o quieres ser, mantenerlos te resultará muy difícil y requerirá de mucho esfuerzo. Sin embargo, si están alineados, se convertirán en una parte esencial de tu vida cotidiana. Transformarán quién eres, no solo lo que haces.

Una forma de empezar a alinear tus hábitos con tu identidad es reformular tu narrativa interna.

Te pongo un ejemplo práctico. Si eres una persona que suele procrastinar constantemente ante cualquier tipo de tarea, el motivo por el que lo haces puede ser muy variable pero muy revelador a la hora de construir hábitos para cambiarlo o no. Puede ser que siempre llegues a tiempo a terminar la tarea, aunque la pospongas una y otra vez, y que por eso no la completes hasta verte en la tesitura de tener, sí o sí, que acabarla porque ya no queda más tiempo. En este caso, procrastinar para ti no es un problema y, de hecho, no lo sería para nadie si lo que tardas en terminar esa tarea no afecta al desempeño de ninguna otra persona.

Pero también puede ser que procrastines porque te percibas como alguien «desorganizado» o «incapaz de seguir un plan», porque te agobia el simple hecho de tener que completar alguna tarea. En este caso, tu procrastinación tiene que ver con la narrativa sobre ti mismo y el uso de un lenguaje positivo podría ser un buen aliado para convertirte, poco a poco, en la persona que deja de posponer las cosas.

Dedica solo dos minutos a escribir en pósits afirmaciones que hablen de ti en positivo:

- «Soy una persona organizada y eficiente».
- «Me siento capaz de gestionar mi tiempo y estoy logrando cumplir mis objetivos a tiempo».
- «Disfruto planificando mis tareas y completándolas a tiempo».

Coloca estas afirmaciones en lugares visibles, como en el espejo del baño o en la nevera para poder leerlas fácilmente.

El siguiente paso será acompañar la lectura con pequeñas acciones, como planificar solo una tarea por día y cumplirla. De esta forma, refuerzas el mensaje de las afirmaciones con una acción concreta.

Elegir los hábitos correctos es fundamental. No todos los hábitos saludables encajan con todo el mundo. Si un hábito te genera ansiedad, interfiere en tu vida o no se alinea con quién eres, no es tu hábito saludable.

Pero ¿cómo puedes saber si lo que piensas que es un hábito saludable para ti, lo es realmente?

La mayoría de las veces, lo que determina si un hábito es saludable o no para ti son tus sesgos cognitivos. Estos son atajos mentales que nos llevan a tomar decisiones rápidas, pero no siempre acertadas. Ser conscientes de ellos nos ayudará a hacer elecciones más saludables. Algunos de los sesgos más recurrentes, como el de confirmación y el de disponibilidad, a menudo nos llevan a tomar decisiones que «refuerzan» lo que ya creemos o a sobrevalorar las historias de éxito más cercanas. Pongamos algún ejemplo práctico.

El sesgo de confirmación se da cuando buscamos, interpretamos o recordamos información que apoya nuestras creencias preexistentes, ignorando o descartando la información que las contradice. No sé si alguna vez te has visto en la tesitura de «obligarte» a actuar de una manera concreta en una actividad cotidiana porque piensas que es así como lo haría una «persona educada», por ejemplo, comer con la boca cerrada. Pues bien, debes saber que, en algunas culturas tradicionales de Asia, esto se considera una muestra de cortesía. De hecho, en la cultura china antigua, especialmente en ciertos contextos rurales, expresar satisfacción con ruidos, comer con la boca abierta, y a veces incluso eructar era visto como una forma de demostrar que uno disfrutaba la comida. Estas acciones eran percibidas como una manera de honrar al anfitrión, pues indicaban que la comida había sido abundante y sabrosa.

Así, si nunca lees artículos o investigaciones que argumenten lo que es ser una persona educada a la hora de comer o saludar, seguirás pensando que tu pensamiento y tu forma de actuar son los únicos posibles. Conocer otros puntos de vista te dará nuevas perspectivas a partir de las cuales puedes decidir, de forma mucho más objetiva y menos sesgada, lo que va más contigo y con tu estilo de vida.

Por otro lado, el sesgo de disponibilidad ocurre cuando tomamos decisiones basadas en la información que está más presente en nuestra memoria o que es más reciente, sin considerar otras opciones menos evidentes pero igualmente importantes.

Para dar respuesta práctica al sesgo de disponibilidad, imagina que eres una persona a la que le gusta relajarse siempre con audios de *mindfulness*. Haz una lista de actividades que también puedan ayudarte a relajarte, pero que no sean la primera opción que te venga a la mente, como leer veinte páginas de un libro, dibujar un mandala o salir a caminar. Haz el esfuerzo consciente de variar la actividad que elijas al menos dos veces por semana. Esto te permitirá explorar otras formas de relajación y reducirá tu dependencia de las opciones que resultan más accesibles por su popularidad o disponibilidad en tu memoria.

En resumen, la quinta clave para eliminar las barreras que nos separan del éxito a la hora de mantener hábitos saludables es superar las trampas mentales que nuestros sesgos nos ofrecen diariamente. Para lograrlo, aprenderemos diferentes estrategias que nos permitirán alinear los hábitos con nuestra identidad y nuestros valores, haciendo conscientes los sesgos más comunes que puedan condicionar nuestras decisiones.

Conclusiones

A continuación, te resumo de forma práctica las claves que hemos aprendido en este capítulo:

- **Clave 1.** Aprenderemos hábitos que sean de consumo rápido y que produzcan placer inmediato. Y si no nos funcionan, no pasa nada, buscaremos la forma de disponer de otras diez mil opciones diferentes para conseguirlo.
- **Clave 2.** Apostaremos por la simplicidad. El tipo de hábitos que más probabilidad tienen de mantenerse en

tu vida a largo plazo son aquellos que son fáciles de llevar a cabo sin esfuerzo y que no generan resistencia.
- **Clave 3.** Buscaremos tener a mano una red de hábitos alternativos y flexibles que puedas implementar incluso cuando tu *mood* mental no esté en su mejor momento. Recuerda que tu estado mental condiciona lo que te apetece o no te apetece hacer en cada momento.
- **Clave 4.** Crearemos refuerzos positivos que se adapten en un primer momento a nuestro entorno cultural y social y después a nosotros mismos. De esta forma, lograremos maximizar las probabilidades de éxito.
- **Clave 5.** Conoceremos cuáles son los sesgos cognitivos que más trampas mentales nos ponen a la hora de elegir los hábitos que mejor se adaptan a nosotros. Hacerlo te aportará plena libertad de elección y evitará que puedas sentirte mal si no escoges la opción que «se supone» que es la más saludable.

Ahora que conocemos las cinco claves fundamentales para superar los retos que enfrentamos en la actualidad para mantener hábitos de vida saludables, veamos cómo pequeños cambios, los microhábitos, pueden transformar tu vida de manera significativa.

1

El poder de los microhábitos

A estas alturas del libro, seguro que ya te estás haciendo la pregunta: ¿qué es un microhábito?

Como su nombre indica, el término viene de «micro» (pequeño) y «hábito» (rutina diaria). Los microhábitos son versiones mucho más cortas y accesibles de las rutinas o hábitos que llevamos a cabo en nuestro día a día. Son capaces de adaptarse a nuestras necesidades y estados mentales, sean los que sean, y nos facilitan en gran medida la toma de decisiones diaria.

Para mí, uno de los pasos más importantes antes de enseñarte qué es un microhábito y cómo puedes aplicar cientos de ellos en tu vida diaria es que conozcas en primera persona cómo creas hábitos, qué elecciones haces, cuáles tomas de forma consciente y cuáles de forma inconsciente y qué expectativas esconde cada una de esas decisiones.

Para descubrirlo, te hablaré de tres grandes protagonistas que condicionan la forma en la que creas hábitos. Quiero presentarte al reto, a la intentona y al hábito. Como en la famosa película dirigida por Sergio Leone *El bueno, el feo y el malo*, todos aparecen de una u otra manera en los procesos que nos llevan a generar un nuevo hábito.

El reto

¿Qué es en lo primero que pensamos cuando queremos, por ejemplo hacer ejercicio y ponernos en forma? En cuándo y cómo empezamos.

El reto es el desafío que nos ponemos cuando queremos llevar a cabo un cambio de comportamiento: «El lunes empiezo», «después de verano sí que sí», «de mañana no pasa»... ¿Te suenan estas frases?

¿Y cómo suelen ser esos desafíos? ¡Extremos! «Quiero ponerme en forma, iré a entrenar todos los días». «Deseo adelgazar, dejaré de comer pan». «Me han dicho que meditar es muy bueno para aprender a estar "aquí y ahora", así que, a partir de hoy, antes de acostarme, haré meditaciones guiadas con una nueva app que me he descargado».

Pues bien, en contra de esta mentalidad popular tan extendida, ya te adelanto que un hábito nunca es un reto, sino una forma de ser y estar en el mundo. Por tanto, empezar a crearlo desde formulaciones que empiecen con «todos los días», «nunca más» o «a partir de ahora» no va a funcionar. Adoptar medidas extremas no suele resultar efectivo, por el simple hecho de que suponen un cambio tan extremo en nuestras rutinas que mantenerlos a largo plazo suele exigir mucho esfuerzo, especialmente si además son cosas que realmente no nos gusta hacer.

Por ejemplo, si te gusta el pan, quitártelo de todas las comidas no es la solución, pues tampoco es la única causa de tu sobrepeso. La mejor opción será elegir panes integrales y reducir progresivamente la cantidad hasta llegar a una porción que quepa en la palma de tu mano.

Por otra parte, si quieres ponerte en forma, empezar entrenando «todos» los días va a resultarte agotador, especialmente si nunca has hecho deporte de forma regular. Según mi experiencia, incluso habiendo competido y entrenado diariamente durante una larga época de tu vida, esta no es la mejor manera de comenzar.

El cuerpo no sabe si estás corriendo delante de un león o si has decidido ponerte en forma y apuntarte a clases de *spinning*. Lo que sí sabe es que, de pronto, la intensidad y cantidad de movimiento aumentan de forma extrema, que la proporción de alimentos que le das los primeros días es probable que no sea la adecuada para compensar el exceso de actividad que has incluido y que mantener ese ritmo va a ser misión imposible.

¿Y qué pasa cuando esto sucede? Pues que aparece nuestra siguiente protagonista: la intentona.

La intentona

La intentona es el fracaso que llega cuando nos damos cuenta de que ese nuevo comportamiento o rutina no encaja en nuestra vida. Intentar cuidarnos una y otra vez, de mil formas diferentes y no lograr lo que nos proponemos resulta muy frustrante y deja una importante huella psicológica.

La buena noticia es que el motivo no es que seas una persona desordenada, poco comprometida o nada constante, sino que todavía no sabes cómo construir hábitos que te aporten la suficiente libertad como para poder elegir uno u otro en función de tu *mood* mental, de tu cultura o de tus propios sesgos.

Si has intentado hacer una cosa o lograr un objetivo muchas veces y no lo has conseguido, quiero que sepas que tienes en las manos la solución a todas las intentonas que han protagonizado tu vida.

Pasar del «Yo nunca he...» al «Soy capaz de lo que me proponga» es uno de los cambios más transformadores y quiero que te sientas capaz de hacerlo por tus propios medios. Ser y sentirse independiente en la ejecución de un propósito es simplemente maravilloso y te ofrece una libertad que, estoy convencida, contribuirá a tu felicidad. Sea lo que sea lo que consideres que es felicidad.

El hábito

Ya hemos visto que un hábito nunca debe ser un reto ni suponer un desafío. Un hábito debe ser algo que se adapte a tu forma de ser y sentirte en el mundo. Que te represente tanto como para querer serle fiel. Y si hay que ser fiel a algo en la vida, mejor que ese algo sea efectivo, dinámico y, a poder ser, barato y divertido.

Un hábito es una decisión que tomamos en un momento concreto, pero en el que después dejamos de pensar, aunque lo pongamos cada día en práctica.

James Clear, en su famosísimo libro *Hábitos atómicos,* lo explica de una forma muy sencilla. El mecanismo de un hábito responde, en la mayoría de las ocasiones, a un esquema similar a este:

1º   Aparece **la Señal.**
2º   Aplicamos **el comportamiento que da lugar a la Rutina.**
3º   Porque buscamos **una Recompensa/Emoción.**

Pongamos un ejemplo:

«Cuando… (señal)… yo… (rutina)… porque consigo… (recompensa/emoción)».

«Cuando me siento nerviosa, me muerdo las uñas porque me calma».

«Cuando tengo hambre, como galletas porque me sacian».

«Cuando algo me enfada, respondo agresivamente porque me alivia».

Otro escritor, Charles Duhigg, dice en su libro *El poder del hábito* que si entiendes cómo funciona un hábito —una vez que identificas cómo empieza, cuál es la rutina y cuál la recompensa o emoción que lo acompaña—, entonces puedes «dominarlo».

Cuando el hábito surge, el cerebro deja de preocuparse por tomar decisiones a ese respecto y se centra en otras cuestiones. Por esta razón, tendemos a automatizar hábitos que son saludables, pero también otros que, sin serlo, nos dan algún tipo de recompensa emocional que nos sirve para fijarlos en nuestra rutina; por ejemplo, encender la televisión o la tablet para desconectar del día a día y ver cualquier cosa en mi canal de programas, películas y series preferido. Este gesto puede que lo asocies a una rutina de descanso y desconexión que te aporta calma, paz y relajación, pero muchas veces, sobre todo cuando vivimos acompañados, puede suponer que no tengamos ni una sola conversación de calidad durante semanas.

Que la emoción o recompensa sea algo que consideremos positivo, no significa que la rutina escogida —encender una pantalla, por continuar con el ejemplo anterior— sea buena para nuestra salud o bienestar social.

La forma de evitar caer en este tipo de rutinas es ser conscientes de cómo nos comportamos ante diferentes señales del día a día. Especialmente aquellas que se repiten y que pueden manifestarse de manera automatizada o sin que les prestemos atención.

Imagínate que estás en la oficina y te pones a trabajar. Sientes que no te concentras bien con el ruido ambiente y te colocas los cascos, subes el volumen y de pronto estás más centrado en la actividad que estás realizando. Con el paso del tiempo, ponerte los cascos y subir el volumen será la rutina que asocies a concentrarte, estés donde estés. Incluso lo relacionarás con evadirte. ¿Qué volumen pones en tus cascos? Es probable que, si no lo controlas conscientemente, cada vez necesites más volumen para obtener el mismo efecto «aislante».

Ese es el hábito que tenemos que intentar modificar con consciencia. La manera de conseguirlo es crear rutinas o rituales diferentes ante señales que son cotidianas y recurrentes, como aburrirse, sentir hambre o cansancio, hasta dar con la que te aporte una recompensa o emoción que valides como positiva para ti.

En el ejemplo que acabo de citar, ¿por qué no pruebas a ponerte los cascos y a activar la reducción de ruido? Puede parecer lo mismo, pero se tarda incluso menos que en elegir la música y el efecto en nuestra salud es totalmente diferente. Activar la reducción de ruido sería la rutina alternativa para conseguir el mismo objetivo: concentrarte mejor.

Descubre cómo generas hábitos tú

¿Te has preguntado alguna vez por qué a veces te resulta tan fácil adoptar ciertos hábitos y, en cambio, otros parecen resistirse con todas sus fuerzas? ¿Te has detenido a analizar qué hay detrás de esas rutinas que repites casi sin darte cuenta y qué papel juegan en tu día a día? Si en algún momento has sentido intriga por estas preguntas, estás a punto de dar un paso decisivo para comprender cómo se forman tus hábitos y, sobre todo, cómo transformarlos.

Te propongo un viaje de autodescubrimiento a través de cinco ejercicios diseñados para ahondar en tu manera única de crear y mantener rutinas. La clave está en desmenuzar cada comportamiento en los elementos esenciales que hemos aprendido (señales, rutinas y recompensas), comprenderlos por separado y, luego, volverlos a integrar de forma consciente. De esta manera, podrás diferenciar qué hábitos te nutren y te acercan a tus objetivos, de aquellos que te alejan del bienestar que mereces.

Te invito a completar cada ejercicio con la mente abierta y la curiosidad del explorador que sabe que, al final del recorrido, se encuentra una versión más consciente y empoderada de sí mismo. Ten presente que tu tiempo y tu dedicación son tu mejor inversión para encontrar los microhábitos que mejor te sientan. Estos cinco pasos te permitirán tomar el control de tu vida diaria de forma muy práctica: descubrirás qué patrones ya están funcionando a tu favor y cuáles es mejor replantear o incluso desechar.

¿Te animas a ver con claridad cómo generas tus propios hábitos? ¡Comencemos! A continuación, encontrarás el paso a paso:

1. Completa la plantilla que te presento a continuación.
2. Separa señales, rutinas y recompensas, clasificando las saludables y las no saludables.
3. Cuestiónate: relaciona tus señales y rutinas con las personas, los lugares o los momentos del día que las desencadenan.
4. Analiza tus recompensas: ¿responden a expectativas a corto, medio o largo plazo?
5. Enfócate en las rutinas con expectativas alcanzables a corto plazo y deja a un lado las que, por ahora, no puedas lograr en un futuro inmediato.

Al concluirlos, tendrás una visión clara de por qué actúas como actúas y, lo más importante, cómo rediseñar tus hábitos para que jueguen a tu favor. ¡El siguiente paso es tuyo! Adelante, descubre la magia que se esconde detrás de cada pequeña acción cotidiana y construye la vida que realmente deseas junto a los microhábitos saludables que voy a enseñarte.

Ejercicio de autodescubrimiento 1:
¿Cómo y por qué generas rutinas en tu día a día?

En primer lugar, te invito a que cojas esta plantilla y escribas las diez primeras señales-rutinas-recompensas que te vengan a la cabeza que hacen que en tu día a día te comportes de una u otra manera. Recuerda seguir el esquema:

«Cuando... (señal)... yo... (rutina)... porque consigo... (recompensa/emoción)».

	Mis Señales	Rutina	Recompensa
	Cuando...	*Yo...*	*Porque consigo...*
1			
2			
3			
4			
5			
6			
7			
8			
9			
10			

Cuando trabajo con grupos, suelo sugerirles que completen la plantilla preguntándose por diferentes temas o áreas: hábitos de movimiento, hábitos de alimentación, hábitos de descanso y hábitos digitales. De esta manera, pueden guiar su pensamiento hacia uno u otro tema; así, la tarea de reflexión y autoconocimiento será mucho más fácil.

Por ejemplo, si quieres conocerte mejor en relación con cómo es tu alimentación y los elementos que la rodean, coge la plantilla anterior y plantea las diez señales que creas que suponen el inicio de rutinas en este ámbito. Elegir un área sobre el que empezar a pensar es una forma sencilla de «romper el hielo» con este primer ejercicio de autorreflexión.

Un microhábito práctico para llevar a cabo este ejercicio sería regalarte bloques de dos minutos para completar esta plantilla. Utiliza tantos como necesites, incluso si la completas en varios días. Lo magnífico de este tipo de regalos para la autorreflexión y conocimiento es que puede ser que al inicio no te surjan más que 3 o 4 señales, pero cuando de pronto te descubras haciendo algo en lo que no habías pensado, sabrás identificarlo mucho más rápido que antes. Esto sucede porque gracias a esta plantilla le pondrás consciencia a comportamientos que puede que tuvieras tan automatizados que ni le prestabas atención.

Atendiendo a las claves que hemos visto en el capítulo anterior, este sería un ejercicio ideal para empezar a conocer los sesgos cognitivos que más trampas mentales nos ponen a la hora de elegir los hábitos que mejor nos sientan. ¿Qué resultados buscas inconscientemente cuando fijas rutinas en tu día a día? ¿Y junto a quiénes?

La parte social te dará además una perspectiva de inteligencia cultural muy interesante y te ayudará a descubrir por qué siempre haces las mismas cosas con una u otra persona, en uno u otro entorno. Por ejemplo:

«Cuando mi pareja y yo acabamos de cenar, siempre encendemos la tele para desconectar»; sin embargo, «cuando estoy sola, después de cenar, escucho un pódcast o leo un libro para desconectar». En este caso, tengo dos rutinas diferentes asociadas a una misma recompensa, depende de si termino el día con mi pareja o sola.

Como siempre digo: «Si lo entiendes, lo aprendes y si lo aprendes, lo aplicas». Así que te propongo que cojas papel y boli o, en la versión más digital, pantalla y teclado, y reflexiones sobre cuáles son las diez señales, rutinas y recompensas que forman parte de tu día a día. Estas serían algunas de las mías:

«Cuando suena la alarma del móvil por la mañana, la apago y me pongo a mirar las redes sociales porque me ayuda a no volver a dormirme».

«Cuando voy a recoger a mi hijo a la guardería, desconecto todas las notificaciones y sistemas de vibración del móvil porque me ayuda a centrar mi atención en él».

«Cuando voy a un restaurante, elijo los platos que considero más saludables, aunque no sean los que más me apetecen, porque cuidarme hace que me sienta bien».

«Cuando salgo con mis amigos, me pido un vermut, porque me hace sentir que es mi momento de desconexión y disfrute».

En este primer ejercicio de reflexión, limítate a describir esas actividades que forman parte de tus rutinas, no te replantees si son o no saludables, simplemente escribe.

Ejercicio de autodescubrimiento 2:
¿Generas rutinas positivas o negativas?

Ahora sí, en el siguiente paso separa las rutinas clasificando las saludables y las no saludables.

¿Cuántas rutinas suman bienestar y salud a tu día a día y cuántas no? En mi caso, que lo primero que haga por la mañana sea mirar mis redes sociales incrementa mi nivel de nerviosismo nada más despertar; y asociar el disfrute al consumo de alcohol también es una rutina negativa para la que debo buscar alternativas saludables.

Este segundo ejercicio te ayudará a tomar consciencia sobre las cosas positivas y negativas que haces cada día para que puedas poner el foco en aquellas que son mejorables. A veces, al hacer esta reflexión, nos llevamos sorpresas sobre la cantidad de cosas buenas o malas que hacemos casi sin darnos cuenta. No sé si será tu caso, pero yo aprendo mucho sobre mí misma cada vez que realizo esta práctica, pues puedes hacerla tantas veces como quieras, incluso compartirla con tus familiares, amigos o compañeros de trabajo.

Ejercicio de autodescubrimiento 3:
¿Con quién, dónde o cuándo creas rutinas?

A continuación, relaciona tus señales y rutinas con las personas, los lugares o los momentos del día que las desencadenan. Hazte estas preguntas:

- ¿Las señales son físicas o mentales?
- ¿En qué circunstancias aparecen? ¿En qué lugar?
- ¿Se dan estando en soledad o con otras personas?
- ¿Las rutinas son positivas o negativas?
- Y las recompensas, ¿con qué están relacionadas? ¿Ocio, trabajo, salud, emociones...?

En este tercer ejercicio de autodescubrimiento, me gustaría mostrarte algunos de los resultados que he obtenido cuando lo he puesto en práctica con diferentes personas y grupos de trabajo. Seguro que te inspiran.

¿Cómo creamos hábitos las personas? Ejemplos prácticos para inspirarte

En los últimos cinco años he realizado más de diez mil horas de mentorías individuales y grupales para la creación de nuevos hábitos de vida. El objetivo era dar respuesta a necesidades de todo tipo, desde las más comunes y generalizadas en la sociedad, como conseguir alimentarse de forma más saludable, hacer más ejercicio físico llevando una vida acelerada o superar la ansiedad o el miedo a hablar en público, hasta otras más concretas, como dejar de morderse las uñas, mejorar la calidad del tiempo destinado al entorno familiar tras un divorcio o aumentar la autoestima y el amor propio en colectivos en riesgo de exclusión. Pues bien, después de toda esta experiencia práctica, puedo decirte que la mayoría de las señales se dan de forma física, mental o asociadas a determinados momentos del día.

¿Te apetece que veamos algunos ejemplos basados en testimonios reales? Estoy segura de que descubrir lo que otros piensan o cómo otras personas construyen sus rutinas o hábitos diarios puede ayudarte a sacarle el máximo partido a esta actividad de reflexión personal.

Empecemos por ver ejemplos de señales que disparan rutinas. Las he organizado atendiendo a si son físicas, mentales o están asociadas a un momento determinado del día.

TABLA
Señales

Físicas	Jornada o semana de trabajo intensa	«Cuando acaba una jornada / semana dura de trabajo», «cuando tengo mucho trabajo», «Cuando llego al trabajo», «cuando empiezo a trabajar», «el martes»
	Hambre	«Cuando tengo hambre», «cuando me entra el gusanillo»
	Cansancio físico	«Cuando me siento sin energía», «cuando necesito desconectar», «cuando estoy cansada», «Cuando no me puedo dormir», «cuando llevo mucho tiempo sin estar activa»

Mentales	Estrés	«Cuando estoy estresada»
	Ansiedad	«Cuando tengo ansiedad», «Cuando la ciudad me sobrepasa», «cuando tengo que interactuar con gente que no conozco»
	Aburrimiento	«Cuando estoy aburrido»
	Agobio	«Cuando estoy agobiada», «Cuando estoy saturada», «cuando me siento agobiado», «cuando no tengo tiempo de ir al gimnasio»
	Tristeza	«Cuando estoy de bajón», «Cuando doy lo máximo y aun así no llego», «cuando alguien me decepciona», «cuando discuto por algo que me preocupa»
	Nerviosismo	«Cuando me pongo/estoy nervioso», «Cuando estoy nerviosa»
	Frustración	«Cuando estoy frustrada», «Cuando discuto por algo importante», «cuando siento la necesidad de hacer un cambio de vida»
	Alegría	«Cuando estoy motivado», «cuando estoy contenta»
Momento del día	Al despertar	«Cuando me levanto», «cuando no me despierto del todo», «cuando me voy a la cama», «cuando no puedo dormir»
	Transporte	«Cuando voy de camino al trabajo», «cuando conduzco»
	Siesta	«Después de comer», «cuando tengo unos minutos libres»

	Digital	«Cuando tengo varias notificaciones sin contestar», «cuando me siento hiperconectado», «cuando recibo muchas notificaciones»
	Casa	«Cuando llego a casa», «cuando llego a casa entre semana», «cuando me despierto los domingos», «cuando estoy en casa aburrida»
	Ocio	«Cuando hago ejercicio físico», «cuando estoy en el bar», «Cuando llega el fin de semana», «cuando celebro algo», «cuando quedo con mi hermano», «cuando saco a la perra», «cuando hago deporte»
	Noche	«Cuando tengo sueño temprano», «cuando sufro insomnio», «Cuando acabo de cenar», «cuando llega la noche»

En segundo lugar, te mostraré algunos ejemplos de rutinas positivas y negativas asociadas a estas señales. Para que te resulte más práctico, las he organizado de acuerdo con el momento del día, el lugar o la compañía en que se suelen dar.

En este sentido, podemos confirmar que, junto con las emociones, el momento el día, el sitio o las personas que nos rodean pueden ser disparadores de señales que dan lugar a rutinas. Ordenarlo de esta forma te ayudará a identificar situaciones parecidas en tu día a día:

Lugares	¿Con quién?
Casa	En soledad
Parque o aire libre	Familia
Gimnasio	Amistades
Lugar de trabajo	Pareja
Coche	Compañeros de trabajo
Bares	Mascotas
	Otras personas

Señales	Rutina positiva	Rutina negativa
Desayuno	«Tomo café», «desayuno», «combino yogurt natural con frutos secos»	«Como galletas», «me tomo un dónut»
Comida	«Como pipas», «pido verduras en vez de patatas fritas», «bebo agua», «de postre tomo una infusión o fruta fresca», «me tomo un café», «como sano», «desayuno tranquilamente», «dedico un día a cocinar», «me llevo un termo con té cuando salgo»	«Pico algo», «me pongo más cantidad de comida», «no puedo dejar de comer pan», «pido patatas fritas», «bebo refrescos», «como dulces», «celebro las cosas tomándome una cerveza», «rompo mi rutina de alimentación equilibrada», «como lo primero que encuentro/lo que tengo a mano», «como compulsivamente», «tomo melatonina para poder descansar»
Tóxicos	«No le echo sal a las comidas», «evito salir a fumar», «elijo una bebida sin alcohol», «me divierto sin alcohol»	«Fumo», «salgo de cañas con los amigos»

Señales	Rutina positiva	Rutina negativa
Emociones	«Escribo una lista de cosas que hacer», «me doy algún capricho», «respiro profundamente»	«No lo hablo con nadie», «me refugio en mí mismo», «contesto más rápido»
Ocio	«Escucho música», «leo», «voy al gimnasio», «bailo», «quedo con mis amigos y mi familia», «hago planes», «viajo», «hago deporte de manera intensa», «practico pilates», «leo», «voy al cine, al teatro», «hablo con mis amigas», «leo algo en papel»	«Veo la tele», «reviso las redes sociales», «juego al ordenador», «salgo por la noche», «lleno mi agenda de compromisos, aunque no me apetezca» «me siento solo si no quedo con alguien» «me quedo en casa en el sofá viendo series», «no conozco mis hobbies»
Digital	«Escucho un pódcast en inglés», «pongo el móvil en silencio», «salgo a la naturaleza», «aprovecho para conectar con mis amigos o familiares»	«Aprieto fuerte el botón de encendido», «consulto el whatsapp», «veo la tele», «cojo el móvil», «tengo que consultar las notificaciones al momento»
Movimiento	«Me levanto temprano para hacer ejercicio», «me bajo una estación antes para caminar un poco», «subo por las escaleras», «busco un deporte que me motive», «me voy al gimnasio», «salgo a correr», «doy un paseo»	«Me tumbo en el sofá», «se me olvida levantarme de la silla», «se me duerme la mano por usar el móvil tanto tiempo, pero no paro de hacerlo»
Descanso	«Duermo», «hago una lista de prioridades», «busco tranquilidad los fines de semana», «me acuesto temprano», «quedo con alguien más tranquilo», «hago ejercicios de respiración», «no hago nada»	«Necesito conectar el móvil para evadirme», «miro series, aunque no tenga ganas», «me pone nervioso no hacer nada y busco algo para hacer»

Ejercicio de autodescubrimiento 4:
¿Para qué creas rutinas en tu día a día?

Analiza tus recompensas: ¿responden a expectativas a corto, medio o largo plazo?

A continuación, comparto contigo la parte del viaje de autodescubrimiento que me parece más constructiva, el motivo por el que construimos estas rutinas: la recompensa o expectativa.

Etiqueta cada una de las recompensas que has escrito al lado de las rutinas como expectativas alcanzables en un periodo corto de plazo (en el mismo momento o día), en periodos de plazo medio (una semana o dos) o a largo plazo (un mes o varios).

Este ejercicio va a ayudarte a tomar consciencia sobre el «peso emocional» que asignas a las rutinas que creas en tu día a día. Ya sean rutinas conscientes o inconscientes. En otras palabras, conocerás «el poder emocional» que le otorgas a una simple rutina diaria.

En este punto he de decir que me llama mucho la atención que la mayoría de las recompensas esperadas estén relacionadas con el descanso o con la consecución de emociones como la calma, la relajación o el sentirse bien con uno mismo.

Como en los ejemplos anteriores, he ordenado los pensamientos de mis clientes en función de los objetivos perseguidos:

Señales	Recompensa
Descanso	«Desconectar», «relajarme», «despejar», «que me entre el sueño», «estar más despierta»
Emociones	«Tranquilidad», «calma», «relajación», «desestresarme», «sentirme bien consigo misma», «paz», «No explotar con los demás», «liberar tensión», «afrontar el día», «evadirme del problema», «sentirme bien», «me encanta la sensación que me queda», «entretenerme», «no hacerlo me agobia»
Ocio	«Distraerme», «evadirme», «desconectar del trabajo», «disfrutar de mis amigos», «compartir momentos con mi familia que me hacen feliz»
Salud	«Pasar un rato agradable con mis amigos», «tomar un desayuno sin prisas», «sentir que me cuido», «pensar que estoy haciendo cosas buenas por mi salud», «disfrutar de estar bien al día siguiente, sin resaca»
Toma de decisiones	«Escuchar otro punto de vista», «lo elijo porque es la opción más fácil», «no tengo más opciones, o eso creo», «Contestar los wasaps porque me quedo más tranquila»
Activación	«Sentirme más activa», «animarme», «espabilar», «sentirme más enérgico»
Digital	«Sentirme conectada», «no quiero perderme nada», «necesito descansar del móvil», «necesito conectar de nuevo con las personas», «me sienta fatal que no me escuchen por el móvil», «intento que las pantallas nos eviten un rato de conversación en casa»
Trabajo	«Ordenar las cosas», «llegar a tiempo», «sentirme útil», «sentir que hago las cosas bien», «no quiero tener problemas con otros compañeros»

Ahora es el momento de que te pongas en marcha y hagas tus propias reflexiones. Te lo aconsejo encarecidamente, pues es un paso fundamental para que puedas sacar el máximo partido de este cuarto ejercicio cuyo objetivo es conocer mejor cuáles son tus expectativas.

Te pongo como siempre ejemplos prácticos. Fíjate en el siguiente esquema y en lo que dos grupos diferentes de personas quieren lograr cuando hacemos el ejercicio de asociar señal-rutina-recompensa:

Grupo 1

	Corto plazo	Medio plazo	Largo plazo
Descanso	«Desconectar», «relajarme», «bajar los niveles de cortisol», «dormir bien»	«Descansar mejor», «mejorar la calidad de sueño»	«Equilibrar mi vida personal y la laboral», «dedicarme más tiempo de calidad»
Toma de decisiones	«Romper malos hábitos», «cambiar hábitos», «animarme a incluir pequeños hábitos»	«Cumplir mis objetivos», «mejorar mis hábitos»	«Aprender a decir no», «no escoger la primera opción que me dan», «aprender a ser asertiva», «poder expresar mejor lo que quiero», «escucharme más».
Emociones	«Que los reveses me afecten menos», «ser capaz de no reaccionar enseguida»	«Controlar y gestionar la ansiedad», «incrementar mi pasión en el *grit*», «aprender a disfrutar del tiempo con mi familia»	«Conseguir todo lo que me proponga», «sentirme bien conmigo misma», «estar mentalmente equilibrado», «vivir sin preocupaciones»

Trabajo	«Poder terminar las tareas del día», «rumiar menos lo que me falta por hacer», «no quiero hablar del trabajo todo el día»	«Disfrutar del fin de semana sin pensar en el trabajo», «disfrutar las vacaciones desde el primer día»	«Relacionarme mejor con mis compañeros», «equilibrar vida personal-profesional»
Digital	«No mirar tanto el móvil», «ser capaz de bajar la pantalla del ordenador a la hora que toca dejar de trabajar»	«No llevar el ordenador a todas partes», «evitar tener que consultar cualquier cosa que me dicen o escucho en el móvil»	«Relacionarme saludablemente con el móvil», «no depender de las pantallas para divertirme», «volver a hacer amigos saliendo a la calle»
Salud	«Que no me dé pereza ir al gym», «que pueda caminar más en mi día a día», «no pasar todo el día sentada»	«Sentirme mejor físicamente en general», «poder subir escaleras sin fatigarme», «poder sentarme en el suelo y que luego no me cueste tanto levantarme»	«Prevenir enfermedades», «mejorar mi calidad de vida»… «estar en forma»

Grupo 2:

	Corto plazo	Medio plazo	Largo plazo
Descanso	«Desconectar», «relajarme», «despejarme», «que me entre el sueño», «estar más despierta»	«Descansar mejor», «conseguir descansar»	

Toma de decisiones	«Contestar wasaps porque me quedo más tranquila»	«Porque puedo comer mejor sin perder el tiempo», «puedo hacer más ejercicio en menos tiempo», «para parecer ocupado», «me ayuda a ver las cosas con claridad y con otra perspectiva»	«Desligarme de la persona que me hace daño»
Emociones	«No explotar con los demás», «liberar tensión», «afrontar el día», «evadirme del problema», «sentirme bien», «me encanta la sensación que me queda», «entretenerme», «me agobia»	«Me ayuda a relativizar», «tiempo de calidad», «porque me siento mejor conmigo misma física y psicológicamente», «para integrarme con los demás», «por gula y aburrimiento», «todo vuelve a su ser»	«A largo plazo me siento mal», «estoy en paz»
Trabajo	«Ordenar las cosas»	«Porque me ayuda a organizarme»	
Digital		«Me siento feliz y conectada», «me pone nerviosa que me quede algo pendiente»	
Salud	«Pasar un rato agradable con mis amigos», «porque es una señal de que llega el ocio y me desinhibo», «tomar un desayuno sin prisas»	«Porque es bueno para mí y para mi pareja»	«Porque es bueno para mi salud»

Cuando pensamos en qué señales nos llevan a generar acciones rutinarias, la recompensa que esperamos obtener no siempre responde a una expectativa a corto plazo como puede ser «pasar un rato divertido» o «calmarme». A veces nuestros objetivos se consiguen a medio o largo plazo: «sentirme bien conmigo misma», «prevenir enfermedades», «tener mejores hábitos», «descansar mejor».

Si los objetivos que buscas conseguir cuando reaccionas a ciertas señales y construyes rutinas se corresponden con recompensas de medio y largo plazo, es posible que te cueste sentir una satisfacción inmediata o que esperes más de la rutina de lo que puede ofrecerte.

Por ejemplo:

- «Cuando ceno no como pan, porque no quiero engordar».
- «Cuando quiero adelgazar asisto a clases de zumba, para conseguir hacer deporte».

Ambas acciones están relacionadas con la expectativa de mantenerte estéticamente dentro de tus cánones, pero el «peso emocional» de la ejecución de una rutina en concreto puede resultar excesivo o frustrante si la expectativa marcada es demasiado elevada o si necesita demasiado tiempo para ser alcanzada. En estos ejemplos en concreto, el poder emocional que le otorgas a esa rutina es excesivo para el efecto que va a tener en el cambio de tu cuerpo, así que la posibilidad de frustrarte es muy alta.

Imagínate el efecto que tiene un sistema de creencias erróneo en lo que eres capaz de conseguir o no en tu vida. Es lo que comentábamos cuando hablábamos de la protagonista anterior, la intentona.

Analiza su repercusión en cualquier ámbito, no solo en el de la alimentación o el movimiento. Si crees que leyendo un libro o asistiendo a un curso de cuatro horas de formación, te convertirás en especialista en una temática, o que pidiendo las cosas por favor las personas accederán a todo lo que les digas, y no lo consigues lo a corto plazo, la probabilidad de que consideres que el esfuerzo realizado no ha merecido la pena es alta. Estas acciones te acercan al objetivo perseguido, pero por sí solas no van a ser suficiente para lograr tu propósito si este requiere de un mayor nivel de especialización o de una mayor inversión de tiempo.

Si creas rutinas con las que esperas conseguir en poco tiempo recompensas muy altas o alcanzables solo a medio o largo plazo y siempre fracasas, con el tiempo creerás que no eres capaz de conseguir los objetivos que te propones. Esto debe cambiar para siempre y ahora mismo.

Como hemos aprendido antes, una de las claves será crear hábitos de efectivos que se puedan implementar de manera rápida y que produzcan placer inmediato. Por esta razón, disponer de una gran variedad de rutinas (incluso más de diez mil), que sean fáciles de llevar a cabo sin esfuerzo, es decir «microhábitos», es una buena forma de sumar pequeñas mejoras diarias que, sumadas, te permitirán alcanzar tus objetivos a corto, medio y largo plazo de la manera más satisfactoria posible.

¿Y si tras realizar este ejercicio me doy cuenta de que tengo muchas expectativas a medio y largo plazo? ¿Qué hago? Sea tu caso concreto o no, el siguiente paso será revisar las expectativas que tienes de las acciones que llevas a cabo en el día a día y buscar alternativas.

Aunque todos los hábitos persigan un potencial logro, si la recompensa sobre la que consciente o inconscientemente construimos la acción es demasiado grande o está fuera de nuestro alcance inmediato, la probabilidad de éxito y de obtener placer disminuirá considerablemente.

Ejercicio de autodescubrimiento 5:
Quédate con las rutinas que cumplen tus
expectativas positivas a corto plazo.

Te propongo ahora que taches de la lista las rutinas que son negativas o alcanzables a medio y largo plazo. Enfócate en mantener las rutinas positivas que te ofrezcan recompensas alcanzables a corto plazo y deja a un lado las que, por ahora, no puedas lograr a corto plazo o son negativas.

Te pongo el ejemplo de cómo ha quedado mi plantilla después de completar los 5 ejercicios de autodescubrimiento y algo muy importante que aprendí sobre ello:

	Mis Señales	Rutina	Recompensa
	Cuando...	*Yo...*	*Porque consigo...*
1	Cuando voy a recoger a mi hijo a la guardería,	desconecto todas la notificaciones y sistemas de vibración del móvil	porque me ayuda a centrar mi atención en él.

2	Cuando voy a un restaurante,	elijo los platos que considero más saludables, aunque no sean los que más me apetecen,	porque cuidarme hace que me sienta bien.
3	Cuando veo unas escaleras,	las bajo o las subo,	porque siento que ese pequeño gesto me ayuda a sumar minutos de actividad física al día.
4	Cuando salgo a comer con clientes,	me pido agua con gas o una infusión,	porque he decidido no beber alcohol mientras trabajo.
5	Cuando salgo con amigos,	dejo el móvil en el bolsillo del abrigo/bolso y desconecto las vibraciones,	porque me gusta escuchar con atención lo que me cuentan.

En mi caso, como puedes leer en mi plantilla he tenido que tomar muchas decisiones con respecto al uso del móvil. Fue una de las cosas más importantes que aprendí con este viaje de autodescubrimiento. Había desarrollado multitud de rutinas en las que cogía el móvil para evadirme, distraerme o simplemente como «hábito» en respuesta a «no saber qué hacer». Lo más sensacional que me ha pasado tras este viaje de autorreflexión es elegir microhábitos saludables que me ayudan a crear rutinas alternativas cuando la señal aparece.

No puedo evitar que en mi vida haya momentos en los que me aburro o necesito evadirme, pero ahora, cuando la señal se produce, en vez de coger el móvil, cojo un libro si estoy en casa, me levanto y bebo un vaso de agua o escribo. De hecho, llevo una libreta encima y cuando me aburro, pienso en algún nuevo microhábito saludable o dibujo lo primero que se me viene a la cabeza.

Lo mejor de todo es que puedes llevar a cabo este viaje de autodescubrimiento las veces que quieras. Yo, por ejemplo, la primera vez que lo hice pensé en rutinas de forma general y después apliqué una de las primeras recomendaciones que te he dado: hacerlo por temáticas.

Gracias a este ejercicio, descubrirás cómo creas hábitos y en qué áreas se enmarcan: alimentación, descanso, movimiento, autoestima, trabajo, sexualidad, etc. A partir de aquí, vamos a construir los primeros microhábitos que te servirán de alternativas saludables para alcanzar tus expectativas de una forma provechosa y efectiva.

En conclusión, dejar de ponernos retos extremos e inalcanzables y de confundirlos con hábitos, reducir al máximo el número de intentonas que hacemos para llegar a sentirnos bien con nosotros mismos y ser conscientes de la forma en que creamos nuestros hábitos de vida nos regalará la oportunidad de conocernos más y mejor, sin presiones y con mucho humor y cariño en este viaje de descubrimiento del poder de los microhábitos saludables.

La teoría del pequeño empujón

En el año 2021 tuve la suerte de recibir como becaria en mi empresa Freedom & Flow a Sofía Martín Girón. Por aquel entonces, ella era estudiante de la rama de Economía del Comportamiento Humano en el Instituto de Empresa. Inteligente, proactiva y muy creativa, fue la primera persona que me habló del concepto del «pequeño empujón».

La teoría del pequeño empujón de Richard Thaler, economista estadounidense que ganó el Premio Nobel de Economía en 2017, sugiere que no hace falta prohibir o imponer para guiar las decisiones de las personas; a veces, un pequeño empujón, o *nudge*, puede ser suficiente para que elijamos opciones más beneficiosas sin siquiera darnos cuenta.

Para Thaler, las personas no siempre somos completamente racionales al tomar decisiones. Cometemos errores, olvidamos cosas o simplemente nos dejamos llevar por la opción más fácil. Es entonces cuando el pequeño empujón resulta útil: no se trata de cambiar radicalmente lo que hacemos, sino de hacer en nuestro entorno pequeñas modificaciones que consigan que la mejor opción sea también la más atractiva o fácil de elegir.

Esta teoría está muy en línea con una de las claves de las que te he hablado, la de crear refuerzos positivos que se adapten a nosotros, pero con el añadido de que, bajo mi punto de vista, dicha adaptación debe estar en línea, en la medida de lo posible, con la cultura social en la que vives.

¿Cómo se aplica en nuestro día a día?

1. **En casa.** Piensa en un estante del supermercado. ¿Sabías que colocan los alimentos de las marcas que más pagan al nivel de los ojos o al principio de la fila porque de esta forma es más probable que las elijamos por delante de otras que están en más abajo o más le-

jos? En nuestra casa, si ponemos la fruta y los alimentos saludables a la altura de los ojos o en los estantes que tenemos más a mano y no compramos *snacks* o los dejamos en lugares con peor accesibilidad, es más probable que optemos por algo saludable para picar sin que nadie nos lo diga. Ese cambio de disposición es un pequeño empujón que mejora nuestras decisiones de manera casi imperceptible.

2. **En el ahorro.** Algunos bancos y aplicaciones financieras emplean esta teoría para ayudarnos a ahorrar. Nos permiten, por ejemplo, redondear nuestras compras al alza, poniendo esa cantidad de más en una cuenta de ahorros automáticamente. Así, sin darnos cuenta, vamos acumulando un pequeño colchón financiero. Nadie nos obliga a ahorrar, pero la configuración predeterminada nos ayuda a hacerlo.

3. **En el trabajo o en los estudios.** Muchos programas de organización y productividad utilizan «empujones» para mejorar nuestra eficiencia. Puede ser tan simple como recibir notificaciones que nos recuerden lo que debemos hacer a primera hora del día o aplicaciones que detecten que estamos navegando por una página que no está relacionada con nuestro trabajo. Así, nos «empujan» a volver al camino que nos llevará a cumplir nuestras metas.

4. **En la salud.** Un ejemplo famoso es el de las moscas pintadas en la pared de los urinarios de los baños masculinos. Esta imagen colocada estratégicamente ayuda a reducir las salpicaduras, ya que se tiende a «apuntar» hacia la mosca. Esto hace que la limpieza sea más

fácil y, por tanto, que haya una mejor higiene para todos. No se prohíbe ni se obliga a hacer nada, pero el dibujo «empuja» a dirigir mejor la orina sin tener que pensar mucho en ello.

¿Por qué es revolucionaria esta idea?

La teoría del pequeño empujón es poderosa porque respeta nuestra libertad de elección. No se trata de prohibir opciones ni de decirnos qué hacer, sino de organizar el entorno para que elijamos el camino más beneficioso casi de forma automática.

Ahora bien, ¿qué te parecería que ese impulso durase menos de dos minutos? Te facilitaría la vida, ¿verdad?

Es ahora cuando te presento oficialmente a los ya citados Microhábitos saludables que dan nombre a este libro y que tanto para mí como para miles de personas han supuesto una auténtica revolución. Los microhábitos son nuestros «empujones especializados en salud y bienestar».

¿Y por qué duran dos minutos? Realmente, casi cada hábito diario puede reducirse a una versión de dos minutos. Además, así resultan de consumo rápido, son fácilmente adaptables a nuestros propios sesgos y estados mentales y nos dan la opción de crear multitud de opciones de disfrute inmediato.

Según la rama de la economía del comportamiento humano (también llamada economía conductual), reducir el tiempo que empleamos en la toma de decisiones en cualquier ámbito es económicamente más eficiente. Si además el resultado de esas decisiones es positivo para nosotros, resultará rentable tanto en cuestión de tiempo como de gasto energético.

¿Y cómo pueden pequeñas acciones de menos de dos minutos ayudarme a cuidar de mi salud? Te presento ahora la teoría de las ganancias marginales, la última necesaria para entender cómo los microhábitos saludables impactarán de forma brutal en tu cambio de mentalidad.

La teoría de las ganancias marginales

Esta teoría se hizo famosa gracias al entrenador británico de ciclismo sir Dave Brailsford, quien revolucionó el rendimiento del equipo británico de dicha disciplina aplicando una sencilla pero poderosa estrategia: mejorar un 1 por cien-

Objetivo / *Mood*	Motivado y enérgico	Relajado o tranquilo
Ponerme en forma	Combina 3 series de 10 sentadillas y 5 flexiones.	Pon una canción relajada, túmbate en el suelo y haz 3 series de 10 puentes de glúteo.
Conocerme un poquito mejor: desarrollo personal	Lee una página de un libro inspirador.	Anota en un pósit una cosa por la que estás agradecido y ponlo en el espejo del baño o en la nevera.

to en múltiples áreas para, al final, obtener un gran resultado. La idea central es que, en lugar de buscar cambios drásticos y difíciles de sostener, podemos hacer pequeños ajustes en varias áreas de nuestra vida que, en conjunto, marcarán una gran diferencia.

Brailsford aplicó esta teoría en el ciclismo, buscó mejoras marginales en aspectos como el tipo de almohada para dormir mejor, la aerodinámica del uniforme o el método de lavado de manos, para reducir el riesgo de enfermedad. Pero esta teoría no solo sirve para el deporte, sino que se puede aplicar perfectamente a cualquier aspecto de nuestra vida diaria, y tiene mucho que ver con la forma en la que crearemos microhábitos que se adapten a nuestro *mood* mental.

Te pongo algunos ejemplos:

Nervioso	Triste o desmotivado	Aburrido o apático
Siéntate y haz 3 respiraciones profundas combinadas con 3 estiramientos de cuerpo completo.	Haz 10 sentadillas cada vez que vayas al baño o bebas un vaso de agua.	Pon tu canción favorita y baila.
Escribe las 2 o 3 preocupaciones que primero se te vengan a la cabeza para concretar lo que te genera nerviosismo y buscar soluciones.	Busca en internet vídeos cortos de historias de transformación motivadoras.	Busca un dato curioso o inspirador.

¿Por qué es poderosa esta teoría?

La magia de las ganancias marginales es que se acumulan. Quizá hoy no notes un gran cambio, pero al cabo de varias semanas o meses, esos pequeños esfuerzos se convertirán en una transformación significativa. Además, cuando trasladamos esta teoría a los microhábitos, comprendemos que en tan solo dos minutos podemos ser tan eficaces cuidándonos como llevando a cabo acciones que requieran más tiempo o esfuerzo.

Todas las claves, conocimientos y experiencias que he compartido hasta el momento se resumen en una sola propuesta: aplica en tu día a día el poder de los microhábitos saludables y lograrás mantener rutinas de vida saludable el resto de tu vida.

El poder de los microhábitos saludables

Según mi experiencia, el poder de los microhábitos reside precisamente en el gran cambio de mentalidad que se logra incorporando la suma de pequeños aprendizajes diarios. Un cambio expansivo que logra reinventar por completo la forma de ser y estar en el mundo, como ocurrió en los pacientes del Hospital Nacional de Parapléjicos, protagonistas del prólogo de este libro,

Seguirás siendo tú, pero con una vida totalmente diferente.

Los microhábitos son tan fáciles de implementar que apenas requieren fuerza de voluntad o esfuerzo y pueden adaptarse a nuestro estado emocional; es mucho más probable encontrar más de diez mil opciones asequibles a corto plazo que incorporar en nuestra vida grandes acciones.

Pequeñas acciones de menos de dos minutos de duración, que sean lo suficientemente fáciles y accesibles como para que nuestra mente no ofrezca resistencia, son la llave que abre la puerta a ese gran cambio de mentalidad.

Si nunca has hecho deporte, lograrás ponerte en forma de manera fácil y divertida; si tienes la autoestima baja, te querrás más y mejor; si no tienes tiempo para cuidar tu alimentación, harás mejores elecciones cuando vayas a comer.

Es el poder de los microhábitos saludables... ¡Tachán!

Personalmente, me han ayudado a seguir cuidando de mi salud y bienestar en momentos en los que mi nivel de energía era muy bajo y la cantidad de tareas por hacer, inmensa: dos doctorados, trabajar y estudiar a la vez, conciliar mi vida personal con una vida profesional que me apasiona pero que es abrumadora y un largo etcétera que incluye ser mamá primeriza y compaginar mi autocuidado con el de mi familia.

Desde entonces, estoy en búsqueda constante de microhábitos que aplico en mi día a día y que estoy encantada de compartir con vosotros.

¿Y CÓMO HACEMOS CRECER LOS MICROHÁBITOS?

Llegados a este momento, es probable que te preguntes por los grandes cambios: ¿cómo pasamos de los microhábitos a los grandes hábitos?

A este respecto, hay dos aspectos clave que quiero mostrarte en este libro:

1. Los microhábitos tienen un efecto escalera, se apoyan unos en otros. Son acciones pequeñas, pero tan potentes que al apoyarse unas en las otras provocan ese cambio de mentalidad.
2. Ese cambio de mentalidad te da un gran poder.

Cuando vemos que somos capaces de cambiar, cambiamos, y este es el poder de los microhábitos. Es como entrenar para seguir cambiando, «el gimnasio del cambio». Te ayuda a elegir tu camino para que nadie lo elija por ti. Dejaremos en el pasado ese dejarse llevar por la corriente, ese procrastinar…

En los siguientes capítulos te enseñaré muchos microhábitos diferentes aplicables a múltiples áreas. Esto no significa que todos sean adecuados para ti y tu estilo de vida, pero te aportarán ideas y muchos recursos que, estoy convencida, te ayudarán a crear los que tú necesitas en tu vida en este momento. Escoge uno, dos o los que necesites, pruébalos y comparte los que más te gusten y más efectivos te resulten con otras personas, reforzando así positivamente tu elección.

Hay un mundo enorme de microhábitos por descubrir, así que ¡vamos a por ellos!

Conclusiones

A continuación, te resumo de forma práctica las claves que hemos aprendido en este capítulo:

- **Clave 1.** El poder de los microhábitos reside precisamente en el cambio tan grande de mentalidad que se logra al incorporar la suma de pequeños aprendizajes diarios.
- **Clave 2.** Los microhábitos son «empujones especializados en salud y bienestar», pequeñas acciones, fáciles y accesibles, de menos de dos minutos de duración.
- **Clave 3.** Los microhábitos tienen un efecto escalera, se apoyan unos en otros.
- **Clave 4.** La mayoría de las recompensas que esperamos cuando generamos hábitos están relacionadas con el descanso o con la consecución de emociones como la calma, la relajación o el sentirse bien con uno mismo, pero buscamos obtenerlas a través de rutinas que no siempre son positivas y a las que le otorgamos un «peso emocional».
- **Clave 5.** El objetivo de incorporar microhábitos en nuestra vida es dejar de ponernos retos extremos e inalcanzables, reducir al máximo el número de intentonas y ser conscientes y positivos a la hora de crear hábitos de vida a corto, medio y largo plazo.

2

Microhábitos saludables

¡Es el momento de poner en práctica todo lo aprendido!

A continuación, disfrutarás de una gran selección de microhábitos organizados por categorías como Movimiento, Alimentación, Descanso, Desarrollo personal y profesional, Autogestión positiva de las emociones o Sexualidad.

He seleccionado esta amplia variedad de temáticas para que dispongas de muchos microhábitos listos para incorporar incluso antes de acabar el libro. Independientemente de cuál sea tu *mood* mental, en las páginas que siguen encontrarás microhábitos fáciles de realizar.

También te hablaré de los sesgos cognitivos y mitos propios de cada categoría que más trampas mentales pueden ponerte a la hora de poner en práctica los microhábitos. Por ejemplo, en la categoría Movimiento, el sesgo de similitud o afinidad tiene que ver con la tendencia a favorecer a las personas que comparten intereses, antecedentes y experiencias similares. Si en las redes sociales o en los anuncios que intentan promover la práctica regular de ejercicio físico solo ves personas jóvenes, delgadas, atléticas y siempre sonrientes, puedes llegar a pensar que, si no encajas en ese perfil, es porque no perteneces a ese mundo y, por tanto, «el deporte no es para ti».

Este tipo de sesgo puede darse también en la categoría Alimentación. ¿Te suena eso de que «los carbohidratos engordan»? Este mito surge porque identificamos los carbohidratos con alimentos poco saludables (pan blanco, dulces, pasteles). Creemos que todos los carbohidratos son iguales e ignoramos las diferencias entre carbohidratos complejos (ricos en fibra y nutrientes) y refinados. Por esta razón, muchas personas los eliminan radicalmente de su dieta o, lo que es peor, se sienten mal tras la ingesta de pasta, pan o arroz. La opción más saludable en estos casos es seleccionar carbohidratos de grano integral, pues son los que mejor preservan la matriz alimentaria del grano del cereal del que está hecha la harina con la que se elabora el alimento.

Pero no solo el sesgo de afinidad puede condicionar el tipo de microhábitos que pensamos que podemos incorporar a nuestra vida. Como hemos visto, uno de los sesgos más comunes es el de confirmación. Este, recordemos, está presente cuando buscamos o interpretamos información que apoya nuestras creencias preexistentes, ignorando o descartando aquellas que las contradicen.

Por ejemplo, podrías pensar que dormir mucho es de vagos o de personas perezosas y probablemente buscarás información que respalde esa idea, como noticias que afirmen que las personas más exitosas duermen entre cinco y seis horas o se levantan muy temprano para ganar horas productivas. En este caso, la tendencia de tu mente será ignorar los estudios que demuestran cómo la falta de sueño afecta a la salud y el rendimiento.

Todos los microhábitos que encontrarás en este libro están debidamente contrastados científica y empíricamente, y, aunque no dudo que hay muchas otras propuestas que pueden tener efectos positivos, me ceñiré a compartir los microhábitos que mayor evidencia tienen.

Por último, este listado de microhábitos también te enseñará a lograr los mismos objetivos cuando tu *mood* mental cambie. Verás ejemplos de los microhábitos que mejor funcionan cuando te sientes con energía, pero también de otros que son prácticos cuando sientes una apatía completa.

En resumen, te ofrezco una red de hábitos alternativos y flexibles, de consumo rápido y que producen placer inmediato y sin esfuerzo para elevar al máximo la probabilidad de que los mantengas en tu vida a largo plazo. ¡Conozcámoslos!

Microhábitos de movimiento

Para comenzar esta sección, lo primero que me gustaría abordar, aunque sea de forma breve, son los mitos sobre lo que pensamos qué es y qué no es cuidarse físicamente. De esta forma, podremos acotar nuestras expectativas y construir microhábitos que resulten eficientes para conseguir los objetivos propuestos.

Desmontando mitos: ¿qué es cuidarse físicamente?

Para muchas personas, el cuidado físico está envuelto en una nube de mitos y sesgos culturales que condicionan su punto de partida. Creemos que estar en forma significa pasar horas interminables en el gimnasio, comprar ropa de deporte cara o lograr un cuerpo «perfecto» según unos estándares irreales.

En los miles de horas que he pasado entrenando a personas dentro y fuera de un gimnasio, he escuchado afirmaciones como las siguientes:

«Si sudo más, adelgazo más».

«A mi edad ya no puedo hacer estos esfuerzos».

«Me aburre mucho ir a un gimnasio, ¡qué pereza!».

«Si tienes agujetas, es porque has entrenado bien».

«Yo no valgo para hacer pesas, prefiero la gimnasia suave, pilates o zumba».

«El músculo, cuando dejas de entrenar, se convierte en grasa».

«Para adelgazar hay que hacer cardio».

Y podría continuar llenando páginas con frases como estas que seguro que tú también tienes en la cabeza. Pues bien, estos sesgos nos alejan del verdadero objetivo del movimiento, que es sentirnos mejor, tener más energía y cuidar de nuestra salud a largo plazo.

Por abordar alguno de estos mitos, sudar más no adelgaza, deshidrata. La función principal del sudor es sencilla: regular nuestra temperatura corporal y ayudar a nuestra «máquina» a funcionar óptimamente. Si hace muchísimo calor o estamos haciendo deporte, nuestra temperatura se eleva. De hecho, podemos llegar incluso a tener unas décimas de fiebre. Cuando se identifica esa necesidad vital de regulación, se activan las glándulas sudoríparas que secretan el líquido que vemos aparecer por los poros de nuestra piel (principalmente agua y otras sustancias de desecho): el sudor. A este proceso se le llama técnicamente transpiración o sudoración. Si por cualquier motivo forzamos al cuerpo a sudar grandes cantidades de líquido, lo único que estamos haciendo es deshidratarnos.

Tampoco es verdad que el músculo se convierta en grasa cuando dejas de entrenar, porque son tejidos completamente diferentes y no pueden transformarse el uno en el otro. Es como pensar que una piedra puede transformarse en madera: simplemente no funciona así.

Y aunque el cardio (correr, andar en bicicleta, nadar...) puede ser una actividad adecuada para perder peso, no es el único ni el mejor camino, así que pensar que es «lo único necesario» para adelgazar es un error. Lo ideal es combinarlo con un entrenamiento de fuerza.

En esta misma línea de pensamiento equívoco, hay personas que creen que caminar no cuenta como ejercicio porque no es lo bastante intenso y otras que piensan que hacerlo todos los días una hora es suficiente para mantenerse en forma. ¿Quién lleva razón? Pues lo cierto es que nadie. Caminar forma parte de lo que conocemos como actividad física, pero si nuestro itinerario no incluye cuestas o combinamos la caminata con un entrenamiento de fuerza para aumentar la intensidad de la actividad, andar no es ejercicio suficiente para mantener la forma física. Sin embargo, no hacer nada por creer que caminar no suma también es un error.

Otro mito es ese que asegura que, pasados los cincuenta años, ya no se pueden ganar fuerza ni flexibilidad. Nada más lejos de la realidad. Combinando varios microhábitos de dos minutos al día, como pasear mientras hablas por teléfono, subir o bajar escaleras, hacer sentadillas mientras te lavas los dientes o cargar las bolsas de la compra, puede ayudarte a hacer avances visibles en pocos días.

En lo que respecta a ponerse en forma y mejorar nuestra condición física, lo que realmente importa no es cuánto tiempo invertimos, sino la perseverancia con la que lo haces y el tipo de actividad que seleccionas en cada caso.

Y recuerda que lo que define un cuerpo en forma y saludable no es la estética, sino la capacidad funcional y la ausencia de enfermedad. Si la práctica de ejercicio físico te permite moverte sin jadear ni sofocarte a la primera de cambio, ese es el camino.

«No me sirve, ya lo he intentado antes»

¿Te suena? Si alguna vez te apuntaste a un gimnasio y no funcionó, es probable que no quieras volver a intentarlo, o que, si lo haces, vayas con la idea de que de nuevo irá mal.

Si piensas que no tienes la fuerza de voluntad suficiente como para que la cuota de un gimnasio te salga rentable, existen muchas otras alternativas más económicas que pueden servirte o adaptarse mejor a tu estilo de vida. El problema está en que muchas veces interiorizamos que tenemos limitaciones mentales y físicas y perdemos la confianza en nuestras posibilidades.

«No soy capaz de conseguirlo». «Esto no es lo mío».

A veces, un determinado desafío atlético puede ser excesivo para tu condición física, por lo que la solución sería simplemente adaptarlo; también puede ser que la actividad propuesta no te guste y no te sientas bien practicándola. De nuevo, solo tendremos que cambiar de actividad. Pero en ningún caso asocies el problema a tu persona. Simplemente, no se adapta a ti en este momento de tu vida, pero existen muchas otras posibilidades con las que conseguir el mismo objetivo de mejora física.

Por otro lado, están las expectativas que nos marcamos.

Es muy típico inscribirse en un gimnasio en enero, como buen propósito del año nuevo, o justo después del verano. Las expectativas que hay detrás son, en muchos de los casos, transformar el cuerpo y compensar los excesos en pocas semanas. Cuando no vemos resultados inmediatos o el esfuerzo supone cambiar de rutinas, llegan la intentona y el fracaso. Y ambos refuerzan la creencia de que el ejercicio no funciona o no es para ti.

La trampa mental del «No tengo tiempo, ni energía»

Si pensamos en hacer ejercicio, solemos imaginar actividades intensas o largas: hacer una hora de *spinning*, salir a correr cinco kilómetros o asistir a una clase de yoga de noventa minutos. Entonces, cuando tenemos un día muy ocupados o nuestro modo mental es el agotamiento, asumimos que no nos da tiempo, que no damos para más, que tenemos que hacer esto o lo otro porque tienen más prioridad.

Este tipo de pensamiento nos impide ver las posibilidades reales de movimiento que caben en nuestras rutinas. Por ejemplo, estirar mientras ves la televisión, hacer diez zancadas antes de salir del baño o bailar tu canción favorita mientras cocinas la cena son microhábitos que apenas requieren tiempo y que pueden integrarse sin esfuerzo en tu actividad diaria.

Gracias a los microhábitos, conseguirás reformular tu idea de ejercicio físico y aceptar que incluso dos minutos cuentan.

El movimiento como actividad social: el freno de la soledad

En culturas como la mediterránea, cuando decidimos que ponernos en forma, solemos optar por actividades sociales: inscribirnos a una clase de pilates con amigas, apuntarnos a un grupo de senderismo o salir a correr por el parque.

Nuestra cultura pone en valor el movimiento como una experiencia compartida. Incluso las cañas de después forman parte del ritual, pues asociamos el deporte con las relaciones humanas y el placer.

Sin embargo, en culturas más individualistas, como la estadounidense, ponerse en forma tiende a ser una experiencia más introspectiva. Muchas personas optan por entrenar solas en casa con apps de *fitness* o entrenadores personales. El objetivo suele centrarse en metas individuales y visibles, como bajar de peso o tonificar la musculatura.

En las culturas asiáticas como las de Japón y China, donde el colectivismo y la armonía son valores fundamentales, el movimiento se integra en la vida cotidiana de manera comunitaria. Un ejemplo claro son los *rajio taiso* o el taichí, ejercicios matutinos que las personas realizan juntas en parques o incluso en sus lugares de trabajo. Moverse no es una actividad separada de la vida diaria, es una forma de fortalecer tanto el cuerpo como los lazos sociales.

¿Significa esto que siempre tengo que hacer lo que mi comunidad hace? Para nada. La idea que quiero trasladarte con esto es que hay muchas posibilidades de mejorar la forma física ampliando el tiempo que dedicas al movimiento y a tu cuidado personal. Hay tantas maneras como personas y culturas existen en el planeta. Por esta razón, el siguiente bloque de microhábitos recoge pequeños empujones de la categoría Movimiento que se utilizan con éxito en diferentes

Microhábitos de movimiento

Objetivo / Mood	Motivado y enérgico	Relajado y tranquilo
Aumentar mi actividad física diaria (romper con el sedentarismo/ aumentar el movimiento)	Realizar 3 bloques de 1 minuto subiendo y bajando cuestas o escalones. Te recomiendo que, si puedes, lo hagas al aire libre para mejorar la experiencia.	Caminar descalzo durante 2 minutos para mejorar la musculatura intrínseca de los pies (*earthing*). Puedes hacerlo al llegar a casa o en pausas activas si teletrabajas.
Motivarme para ir a entrenar	Elige una canción que te active y ponla cuando se vaya acercando la hora de entrenar.	Coloca las zapatillas en la puerta. Al atarte los cordones, disfruta de la sensación de tensar la cuerda; esos segundos son el comienzo del regalo que vas a hacerte entrenando.

culturas; además están adaptados a diferentes estados emocionales.

Conocerlos te permitirá descubrir nuevas formas de sumar movimiento que pueden o no estar relacionadas con la comunidad en la que vives. La inteligencia cultural en este caso no solo contribuirá a crear refuerzos positivos que se adapten más a tu estilo de vida y comunidad, sino que nos aportará la diversidad de microhábitos de movimiento que necesitamos.

Nervioso	Triste o desmotivado	Aburrido o apático
Alternar 1,45 minutos de pedaleo o caminata suave con 15 segundos más intensos. Puede ser en casa o al aire libre.	Intenta pasar más tiempo sentada en el suelo que en sillas; levantarte y sentarte en el suelo puede ser ya una actividad física.	Regálate una ducha de 2 minutos y los últimos 15 segundos mójate las piernas con agua fría.
Busca un sitio tranquilo, en silencio, o ponte unos cascos de reducción de ruido. Haz 2 respiraciones profundas. A continuación, hazte un automasaje de manos presionando los puntos en los que notes más tensión. Le estarás mandando a tu cuerpo señales de autocuidado y relajación.	Crea una *playlist* de entrenamiento y el día que te toque entrenar, pon una canción diferente en varios momentos del día. La música hace milagros.	«Sacúdete el polvo» del cuerpo, como si te hubiera caído un saco de harina por encima. Empieza por la cabeza, luego los hombros, el cuerpo y las piernas. De arriba hacia abajo.

Objetivo \ Mood	Motivado y enérgico	Relajado y tranquilo
Mejorar mi flexibilidad	Haz 3 ejercicios de movilidad activa: mientras caminas, mueve brazos y piernas; túmbate en el suelo y levántate; da 3 pasos laterales con sentadilla a cada lado. Mantén una velocidad que te permita disfrutar del movimiento.	Elige 3 ejercicios de estiramiento que puedas hacer desde la cama al despertarte.
Mejorar mi fuerza	Túmbate en el suelo y levántate 8 veces.	Cargar menos peso y repartirlo en varias bolsas al hacer compras para caminar más cómodo mientras entrenas la fuerza.
Mejorar mi coordinación y mi agilidad	Realiza una secuencia de *tapping* con los pies en el sitio: haz 4 series de 20 segundos de movimientos alternos de los pies contra el suelo.	Prueba a jugar con un bolígrafo entre tus dedos. Intenta pasarlo por encima de un dedo, luego por debajo del siguiente.

Nervioso	Triste o desmotivado	Aburrido o apático
Date un masaje miofascial en el pecho con tus propias manos para liberar tensión en el cuello.	Pon la alarma del móvil cada hora para hacer un descanso breve, levantarte de la silla y romper con la postura forzada de sedestación.	Bosteza 3 veces conscientemente, date un breve masaje miofascial con tus manos en la zona de los maseteros y después en la zona baja de la cabeza y la nuca. Disfruta del placer de soltar tensión.
Haz una secuencia de *kick boxing*: puño derecho, puño izquierdo, gancho derecho, gancho izquierdo. Repite 4 series de 30 segundos.	Baja 3 o 4 pisos de escaleras.	Pon tu canción favorita y, cada 20 segundos, haz 5 sentadillas y 5 zancadas hacia atrás. La secuencia dura lo que dure tu canción.
Realiza esta secuencia de movimiento: eleva la rodilla izquierda y lleva la mano derecha a esa rodilla (movimiento diagonal). Repite 3 veces y cambia a rodilla derecha-mano izquierda. Prueba a hacerlo a diferentes ritmos.	Lanza una pelota al aire y atrápala (capoeira ligera).	Escoge 2 canciones con diferente ritmo y báilalas.

Microhábitos de alimentación

A continuación, aprenderemos microhábitos que nos ayudarán en la compleja tarea de decidir diariamente sobre nuestra alimentación.

Desmontando mitos: ¿qué es alimentarse de forma saludable?

¿Alguna vez has decidido no cenar porque habías comido mucho? ¿Has dejado de cenar fruta bajo la falsa creencia de que por la noche engorda? ¿Compras productos *light* o 0,0 % porque piensas que son más saludables?

Algunas de las frases falsas con respecto a la alimentación que pueden resonar en tu cabeza:

«El desayuno es la comida más importante del día».

«Hay que comer cinco veces al día».

«Las grasas engordan». «La fruta engorda». «Cenar pan engorda».

«Las dietas depurativas ayudan a desintoxicar el cuerpo».

«Las ensaladas son el plato más saludable».

Comenzaré diciéndote que no hay una comida más importante que otra y que no tienes la obligatoriedad de comer cinco veces al día. Tampoco las grasas, la fruta o el pan engordan *per se*, aunque, en el caso de las grasas y del pan, existen opciones más saludables que otras; pero sobre la fruta, no hay lugar a dudas, no engorda.

Con respecto a las famosas dietas *detox*, debes saber que tu cuerpo ya tiene un sistema natural de desintoxicación: el hígado, los riñones y el sistema digestivo trabajan constantemente para eliminar toxinas. No necesitas zumos ni dietas restrictivas. De hecho, muchas de estas dietas carecen de los nutrientes necesarios para mantenerte saludable.

Si quieres sentir menor hinchazón, opta por una alimentación equilibrada, con alimentos frescos, ricos en fibra y agua, que favorezca las funciones de tu cuerpo. Para ello, conoceremos el microhábito de las tres erres.

Por último, las ensaladas pueden ser saludables o no, depende de los ingredientes que le pongas y, sobre todo, de los aliños. Una ensalada puede tener una base saludable de verdura, fruta, frutos secos y proteína animal, como el salmón, el atún o el pollo, o vegetal, como el tofu, las legumbres u otras; pero si la aliñas con salsa césar ultraprocesada, la combinación no es mejor que cualquier otra.

En esta línea están también esas combinaciones como la de «regar» un plato de judías verdes con patatas cocidas con mayonesa, hacer un sándwich «vegetal» con pan de molde blanco y, de nuevo, mayonesa, o tomarse un *poke* de base de quinoa, con proteína y vegetales de toda clase, pero aliñado con salsa rosa o salsa barbacoa industrial.

El hecho de que un plato tenga base vegetal no significa que sea saludable, especialmente si luego le añadimos, como en los ejemplos anteriores, salsas, aliños o extras que no lo son.

Entonces ¿qué es alimentarse de forma saludable? Cuando creamos microhábitos para comer de forma más sana, el objetivo no debe ser adelgazar o conseguir terminar una dieta *detox*. El propósito principal es aportarle a tu cuerpo los nutrientes que le hagan funcionar correctamente, de forma regular, sostenible económicamente y adaptada a tu vida social.

Para lograr dar respuesta a esta compleja cuestión, quiero compartir contigo un breve resumen de cómo han ido evolucionando en el tiempo los alimentos y la tecnología que los procesa. Entenderás así cómo, a lo largo de los siglos, nuestras prácticas alimenticias han cambiado radicalmente, moldeadas por los avances científicos, los recursos económicos, el acceso a nuevas tecnologías y las modas. Lo que hoy se puede considerar saludable hace siglos quizá no lo fuera, y viceversa.

Por ejemplo, en las primeras civilizaciones, la alimentación estaba directamente vinculada a lo que la naturaleza ofrecía de manera inmediata. Se comían alimentos frescos y locales y sin procesar. En la antigua Grecia, una dieta basada en cereales, frutas, verduras y aceite de oliva era la base de una vida equilibrada y saludable, mientras que los banquetes romanos representaban la opulencia con excesos de carnes, pan y vino.

En Japón, el concepto «saludable» ha estado ligado durante siglos al equilibrio y la moderación, como lo muestra su principio de *hara hachi bu*, que implica comer hasta sentirse un 80 por ciento lleno. Este enfoque contrasta con la cultura estadounidense, donde la abundancia y las porciones grandes dominaron durante el siglo XX, aunque hoy en día hay un creciente movimiento hacia la personalización de las dietas según el estilo de vida.

En Europa, las dietas mediterráneas tradicionales han sido consideradas un modelo de alimentación saludable gracias a su énfasis en el aceite de oliva, los vegetales frescos, el pescado y los cereales integrales. Sin embargo, la globalización ha introducido hábitos, como la comida rápida, que están desafiando estas costumbres alimenticias.

Pero sin duda alguna, independientemente de en dónde vivamos, el cambio radical en la alimentación llegó para todos con la Revolución industrial, pues se empezaron a desarrollar técnicas de conservación, como el enlatado o la ultracongelación, y, más tarde, de procesamiento de alimentos menos perecederos. Lo que en ese momento supuso un avance, porque resolvía problemas de almacenamiento, transporte y caducidad, trajo consigo problemas de salud relacionados con la cantidad y el tipo de componentes que se le añaden al alimento matriz (azúcares y derivados, aditivos, féculas, etc.) o con el bajo porcentaje de alimento fresco que queda tras su procesamiento.

A estos productos se los conoce como procesados o ultraprocesados.

Para hacértelo más fácil, a continuación, describiré brevemente las diferencias entre los alimentos frescos, procesados y ultraprocesados y compartiré los dos primeros microhábitos de esta sección. Dedica los dos próximos minutos a descubrir esa diferencia y dos minutos más a aprender a leer el etiquetado. Aunque parezca evidente, si no sabemos distinguirlos bien, podemos pensar que estamos comiendo de forma saludable escogiendo productos ultraprocesados.

Por ejemplo, sería un error comprar un bote de guacamole que solo contiene un 10 % de aguacate en lugar de otro que tiene más de un 97 % o un queso 0,0 %, cuya materia grasa se ha sustituido por fécula de patata, almidones y otros componentes que no suelen estar presentes en el queso de forma natural, en vez de uno curado o semicurado fabricado con leche.

Te dejo aquí algunas claves que te servirán de base para diferenciarlos:

- Un **alimento** es aquel que nos ofrece la naturaleza tal cual, sin cambios significativos y con una matriz alimentaria completa. Piensa en una manzana recién cogida del árbol, en un puñado de almendras crudas o en un tomate maduro. Son alimentos que no han pasado por ningún tipo de transformación industrial y que conservan todos sus nutrientes originales.
- Un **alimento procesado** es aquel que ha sido sometido a cambios para mejorar su conservación, su sabor o su textura, pero que sigue preservando gran parte de la matriz alimentaria. Los procesados saludables no están cargados de azúcares, grasas de baja calidad, féculas, ni aditivos artificiales en exceso.

En este grupo encontramos opciones como verduras congeladas, frutos secos tostados sin sal ni azúcar añadido, lácteos como el yogur natural o el queso curado y legumbres cocidas en conserva de agua y sal, entre otras. Lo que los hace saludables es que el proceso que han sufrido simplemente está pensado para que podamos consumirlos de forma más práctica, pero no han perdido demasiados nutrientes. Por ejemplo, usar garbanzos cocidos para preparar un hummus casero ahorra tiempo y conserva gran parte de los nutrientes presentes en su matriz alimentaria.

- Los **ultraprocesados** son productos que han pasado por tantas transformaciones industriales que apenas conservan nada de matriz nutricional del alimento original. Son fáciles de identificar porque en su etiquetado aparece una lista interminable de ingredientes, muchos de ellos desconocidos por el consumidor. Los *snacks*, las galletas, los refrescos azucarados, la bollería industrial, los platos precocinados, como las pizzas o los *nuggets* congelados, son algunos ejemplos.

Otra cosa que te resultará muy útil para diferenciar un procesado saludable de un producto ultraprocesado es aprender a leer el etiquetado:

- Los alimentos que no han sido sometidos a procesos industriales no suelen llevar etiqueta de ingredientes y si la llevan, solo muestra el nombre del alimento en sí y su origen: plátano de Canarias o espárrago de Navarra.
- Los procesados y ultraprocesados sí llevan etiquetado. En esa etiqueta, el ingrediente principal debe suponer más del 80 % del total del producto. Si, por ejemplo, compras pechuga de pavo, lo ideal es que el pavo aparezca en primer lugar y en un porcentaje lo más elevado posible. Piénsalo: si solo lleva un 50 % de pavo, el otro 50 % tienen que ser productos o ingredientes añadidos, aunque la loncha sea igual de rosa.
- Los tres primeros ingredientes que aparecen en las etiquetas son clave porque son los que están en mayor proporción. Evita, en la medida de lo posible, los productos en los que el azúcar o sus derivados, como la maltroxa, la fructosa, la dextrosa, siropes, etc.; las féculas de patata, almidón, etc.; o la sal aparezcan en esas posiciones.

- Si el producto tiene más de cinco ingredientes, analiza bien lo que vas a comprar, pues es probable que contenga altas cantidades de azúcares, grasas trans o saturadas de mala calidad y aditivos, como colorantes, conservantes o potenciadores de sabor que no aportan valor nutricional.

Aprender a leer etiquetas puede llevarte algo de tiempo, pero cuando hayas visto tres o cuatro, en menos de dos minutos sabrás si lo que vas a comprar es un alimento, un procesado saludable o un ultraprocesado.

Las modas alimenticias

A los avances en las técnicas de procesado alimentario se suman las ideas que cada época promueve sobre lo que es o no comer bien.

En los años cincuenta, en muchas partes de Occidente, se consideraba que un desayuno saludable debía incluir pan blanco, mantequilla, mermelada y leche entera. Sin embargo, décadas después, todos esos alimentos comenzaron a rechazarse en pro de multitud de dietas bajas en grasa o de productos 0,0 % o desnatados.

Más recientemente surgieron las dietas cetogénicas o altas en grasas saludables que desafiaron de nuevo creencias pasadas. Otro ejemplo claro se puede apreciar en los edulcorantes: hemos pasado de utilizar solo azúcar de caña a sustituir este por azúcar blanco, azúcar moreno, estevia, panela, etc.

Entonces, ¿qué dieta es la más adecuada? Pues te diré que todas y que ninguna, pues una buena alimentación no depende tanto de lo que comas puntualmente, sino del tipo de alimentos que elijas consumir con regularidad para obtener una base equilibrada de nutrientes. Esa es la clave de lo que es o no saludable para ti y te aseguro que esto no ha cambiado con el paso de los siglos.

Pero ¿cómo elegir correctamente la mejor base de nutrientes para tu cuerpo y estilo de vida? Aquí va un microhábito de alimentación: para construir un plato equilibrado en nutrientes, aplica la regla de las tres erres.

La regla de las tres erres

Conocí la regla de las tres erres a través del nutricionista, tecnólogo alimentario y amigo Javier García Pereda (@entrenoinvisible), a quien te recomiendo encarecidamente seguir en redes. Javier me enseñó que el truco para saber qué alimentos poner en el plato se basa en una sencilla regla nemotécnica: Rehidratar, Reparar y Recuperar.

Es decir, que como bien dice el famoso y científico «plato de Harvard», es recomendable poner verduras o frutas, proteínas e hidratos de carbono.

El cuerpo se **rehidrata** bebiendo agua e ingiriendo alimentos como la verdura o la fruta. Piensa en la rehidratación como en el acto de echar aceite en una bisagra para que no chirríe. Tus músculos necesitan recibir determinados nutrientes para funcionar y tus articulaciones precisan estar lubricadas para moverse ágilmente, sin generar sobrecargas o tensiones que provoquen las famosas contracturas. Si te deshidratas, aumenta el riesgo de lesiones en todos los órganos y sistemas del cuerpo. Si no te aseguras de que tu cuerpo tenga suficiente gasolina (de calidad) y aceite antes de un largo viaje, las posibilidades de sufrir calambres y molestias musculoesqueléticas se disparan. ¡Así que comprueba que el tanque esté lleno o puede que no llegues a tu destino!

Por otro lado, debemos **reparar** nuestro cuerpo a través de la ingesta de proteína, ya sea de origen animal, como la carne, el pescado, los lácteos o el huevo, o vegetal, como el tofu, el seitán, los frutos secos o las legumbres, que tienen un porcentaje de proteínas en su composición.

Imagina que tu cuerpo es una casa que se va desgastando con el tiempo y el uso diario. Como ocurre en el hogar, hay zonas de tu cuerpo que se van «deteriorando»: la piel se arruga, los músculos pierden fuerza y los huesos se vuelven más frágiles. Es parte del envejecimiento natural. Teniendo esto en cuenta, hemos de entender que siempre es menos costoso reparar poco a poco los pequeños problemas que van surgiendo que meternos en grandes obras y reformas. Así, es mejor tratar de reparar y de reemplazar células y tejidos dañados cada día para mantener la funcionalidad y la salud en general.

Relacionado también con esto, no sé si lo sabías..., pero tu cuerpo se enfrenta cada día a lo que llamamos «exposomas», que son agentes externos que aceleran o reducen la velocidad a la que envejece nuestro organismo: el trabajo, la contaminación, las enfermedades, la nutrición, el ejercicio físico, etc. Las decisiones diarias asociadas a tus hábitos determinan si expones tu casa (cuerpo) a un mayor o menor deterioro.

La proteína que elijas será la base para reparar los tejidos Esto, además de solucionar tus problemas actuales, contribuirá a prevenir futuros daños.

Por último, hay que ayudar al cuerpo a **recuperar** energía, especialmente con alimentos que contienen carbohidratos y grasas. Los carbohidratos son como la gasolina: te dan un impulso inmediato. Las grasas, junto con las proteínas, funcionan como un combustible de liberación lenta, es decir, te ayudan a dosificar la energía, de manera que puedas aguantar más tiempo y en mejores condiciones.

Hablamos de las legumbres, por ejemplo, que aportan tanto carbohidratos como proteínas. El pan, las pastas, los arroces (mejor si son de grano integral) o la patata, entre otros, son buenas fuentes de energía. La clave para combinarlas de forma saludable es saber qué cantidad de cada una de ellas es aconsejable ingerir cada día según nuestro ritmo y estilo de vida.

Es ahora cuando te enseño un gran microhábito de alimentación: usa tus manos para medir la cantidad de alimento adecuada a tu estilo de vida.

Come sano: usa tus manos

Te propongo un microhábito muy fácil de implementar para saber qué cantidad de cada tipo de alimento debes comer según el famoso plato de Harvard: utiliza tus manos para medir.
- Tus dos manos abiertas o en garra de verdura y fruta para rehidratarte.
- La palma de una mano de proteína animal o vegetal para reparar los tejidos.
- Un puño de carbohidratos cocinados para recuperar. Esto es lo más difícil de cumplir, pues sería solo un

puñado de espaguetis, patatas, arroz…; y si comes pan, tendrás que elegir entre para no pasarte de la cantidad.

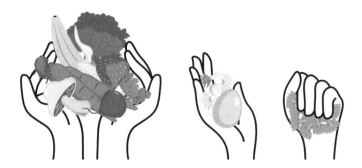

Estas recomendaciones son básicas y válidas para la gran mayoría de la sociedad, y tardas menos de dos minutos en saber:

1. Qué opción vas a escoger en los restaurantes o en tu casa.
2. Qué parte del plato te vas a comer.
3. Qué parte deberías evitar.

Por último, quiero recordar que no hay un estándar acerca de cuántas veces debes comer al día. Hay que comer las que se necesiten y dependerá mucho de tu horario de trabajo y de tu ritmo de vida, que, como sabemos, puede no atender a una rutina fija y ser altamente variable.

«*Si es light, es saludable*»

Asumimos que los productos etiquetados como *lights*, bajos en grasa, sin azúcar añadido o 0,0 % son buenos para nuestra salud, cuando, en realidad, muchos de ellos incluyen entre sus ingredientes sustitutivos poco saludables, como aditivos o edulcorantes artificiales.

El término *light* solo significa que el producto tiene menos calorías o grasa que la versión original, pero no garantiza que sea nutritivo. Por ejemplo, un yogur *light* puede estar cargado de edulcorantes artificiales que no aportan ningún beneficio a tu salud. En vez de elegir productos procesados, prioriza los alimentos frescos y mínimamente procesados, como el yogur natural sin azúcar. Y si no te gusta el sabor, añade tú la cantidad de azúcar que consideres. Mi recomendación es que siempre sea menor a una cucharilla de café.

Como hemos aprendido, leer el etiquetado de los alimentos es clave para reconocer aquellos que son saludables y aquellos que no.

«Todos los productos etiquetados como "bio" o "sin gluten" son más saludables»

Igual que nos ocurre con los productos *light*, asociamos términos como «bio», «eco» o «sin gluten» con salud porque así se nos presentan en los supermercados y campañas de marketing. Esto nos hace sobreestimar su calidad nutricional.

Si bien es cierto que los productos eco o bio se producen respetando los estándares de **agricultura ecológica**, es decir, con métodos sostenibles que buscan proteger el medio ambiente, evitar el uso de productos químicos sintéticos y promover la biodiversidad, también lo es que pueden contener altos niveles de azúcar o de grasas poco saludables.

Por otro lado, tendemos a pensar que los alimentos frescos son superiores en calidad a los congelados, pues hay multitud de campañas y mensajes que promueven «lo natural». Sin embargo, las verduras congeladas son una alternativa saludable, práctica e igual de nutritiva que las frescas porque habitualmente son congeladas (a -18 °C o menos) o ultracongeladas (generalmente por debajo de -40 °C) inmediatamente después de la cosecha.

De nuevo, leer la etiqueta te dará toda la información que necesitas para distinguir un procesado saludable de un ultraprocesado. No te dejes llevar por los nombres comerciales que incluyen en sus etiquetas palabras como «bueno», «fit»,

Mood / Objetivo	Motivado y enérgico	Relajado y tranquilo
Mejorar la hidratación	Al despertar, bebe un vaso de agua junto a la ventana para que te den los rayos de sol.	Lleva siempre contigo una botella de agua para recordar beber.
Tomar menos sal, azúcar o aditivos (como salsas ultraprocesadas)	Prepara un batido con frutas frescas de temporada para conseguir mayor sabor sin necesidad de usar aditivos.	Añade a un yogur natural fruta fresca o deshidratada, pasas, dátiles, semillas, avena, etc. para aportar sabor con ingredientes naturales.

«cien por cien natural», «defensas» o las ya comentadas «bio» y «eco»; tampoco escojas los productos por el color del envoltorio, ya que hemos interiorizado que si es rosa, verde o de tonos pastel es más saludable. Son estrategias de marketing y no siempre reflejan la calidad nutricional del producto.

Microhábitos de alimentación

Para completar el siguiente cuadro, he contado con la ayuda de mi compañero y amigo Javier García Pereda, el profesional que ha conseguido que cuidar mi alimentación sea más sencillo, visual y divertido.

Nervioso	Triste o desmotivado	Aburrido o apático
Toma una infusión relajante (manzanilla, tila, jengibre, etc.).	Toma una infusión con teína (té verde, rojo, etc.). El consumo de alcohol no ayuda a motivarse o animarse, al revés, es altamente contraproducente.	Prepara agua con limón o menta y métela en la nevera para tener a mano una alternativa divertida al agua. La cerveza no hidrata, es un mito, el alcohol deshidrata.
Para controlar la ansiedad asociada a la comida y la necesidad de azúcar o sal en el paladar: 1. No compres lo que no quieras comer. 2. Ten a mano productos de calidad: fruta deshidratada, frutos secos, fruta fresca, un tentempié rico en proteína, queso curado, jamón serrano, lomo, etc. Te calmará y a la vez te nutrirá.	Limita la cantidad de sal que añadas a las comidas a una cucharilla pequeña.	Independientemente de lo que vayas a cocinar de base, apuesta por el cambio de sabor. Por ejemplo. si has comprado pollo para varios días, varía los adobos para no aburrirte y combínalo un día con ensalada, otro con fruta, otro con salsa de yogurt y hierbabuena, etc.

Objetivo \ Mood	Motivado y enérgico	Relajado y tranquilo
Reducir la ingesta de alimentos y bebidas ultraprocesados	Cambia los *snacks* por frutos secos, fruta fresca o deshidratada, etc.	Sustituye los refrescos por agua con gas, infusiones con hielo u opciones sin azúcares, ni aditivos. Evita tener cerveza fresca en la nevera o una botella de vino disponible en casa cada día.
Controlar las porciones	Controla los carbohidratos (los 4 jinetes blancos: pan, pasta, arroz y patata). Piensa en ellos como un alimento complementario, no como la base. Cámbialos por más fruta, legumbres o frutos secos.	Practica el *hara hachi bu* (come hasta saciarte un 80 por ciento).
Aumentar el consumo de proteína saludable	Toma leche si te sienta bien o la alternativa fermentada para romper el azúcar para que sea digerible: yogur, kéfir y derivados. Otras fuentes de calcio son: almendras, pescados pequeños, algunos frutos secos.	Toma pescado salvaje, es una buena alternativa, pero suele ser más caro. Otra alternativa es el pescado azul y pequeño (sardina, boquerones, chicharro, etc.).

Nervioso	Triste o desmotivado	Aburrido o apático
Come una onza de chocolate negro con más del 70 % de cacao en lugar de dulces ultraprocesados.	Elige pan integral en lugar de pan blanco o de molde.	Cambia las galletas y cereales ultraprocesados por tostadas con tomate o aceite de oliva, huevos revueltos con jamón o yogur con granola casera (avena, pasas y leche vegetal/animal).
Come despacio, deja el tenedor en el plato entre bocados.	Come en un plato más pequeño.	Prepara un aperitivo saludable: palitos de zanahoria con salsa de yogur natural, una pieza de fruta o frutos secos. Esto ayudará a controlar el primer impulso de comer grandes cantidades.
Para evitar las flatulencias por la ingesta de legumbres, elige opciones como tempe, seitán o tofu, que son las partes proteicas de la legumbre y tienen mucha menos fibra, por lo que no te sentarán tan mal. Especialmente recomendables para organismos con alto nivel de estrés.	Mantener frescos muchos vegetales es costoso y a veces se ponen malos si no se consumen rápido. Como alternativa saludable, compra vegetales ultracongelados (-40 °C). Tendrás además mayor variedad.	Aporta elementos al plato que vistan la materia prima de proteína con sabor. Cocina platos con bases vegetales, como el brócoli con salsa de soja, o animales, como carne o pescado con Ketjap Manis o mostaza y hierbabuena, limón y cilantro.

Objetivo \ Mood	Motivado y enérgico	Relajado y tranquilo
Cocinar saludable	Lo que no te da el tiempo, te lo da la tecnología. Si no puedes hacer un cocido, elige productos procesados saludables: garbanzos y pisto envasados o gambas congeladas para hacer un plato saludable. Los matices de sabor pueden variar, pero los nutrientes no.	Asocia nutrientes a colores: amarillo=energía («con el amarillo, cuidadillo»); rojo=proteína (carne, pescado, huevo, tempe, legumbre); verde=vegetales. Primero, siempre verde, guisos con base de verdura en vez de patata; segundo, rojo; y, por último, como complemento, amarillo.
Favorecer las digestiones	Intenta espaciar las ingestas un mínimo de cuatro horas para facilitar los descansos digestivos.	Cena temprano y dale al cuerpo tiempo para que realice sus funciones de autolimpieza (autofagia) con las que elimina, limpia y regenera componentes celulares que ya no son necesarios (*detox* natural).

Microhábitos de descanso

Es el momento de aprender microhábitos para el descanso. Descansar no es solo dormir, aunque muchas veces lo confundimos. Descansar implica desconectar física, mental y emocionalmente para que el cuerpo y la mente se regeneren. Es un estado en el que reducimos la actividad, permitiendo que nuestros músculos se recuperen, nuestro cerebro procese la información del día y nuestras emociones encuentren equilibrio. No se trata solo de «no hacer nada», sino de ofrecerle a nuestro cuerpo y mente el

Nervioso	Triste o desmotivado	Aburrido o apático
No uses materias primas de poca calidad. Lo más importante no es cocer, freír o cocinar al vapor, sino que lo que elijas de base mantenga una base nutricional alta. No sirve de nada usar una freidora de aire si la usas para cocinar empanadillas procesadas, sanjacobos, etc.	Chocolate, helados o chucherías... ¿De dónde viene la necesidad de apagar la tristeza con la comida? Lo primero es hacerse esta pregunta. Lo segundo es sustituir esos productos por fruta deshidratada, fruta fresca o helados caseros con menor cantidad de azúcar.	Haz combinaciones saludables que ayuden a fijar las propiedades de los alimentos, como, por ejemplo, una base de legumbres con una pequeña cantidad de arroz.
Come despacio, masticando bien los alimentos y haciendo pequeñas pausas, para que la sensación de saciedad llegue al cerebro sin necesidad de ingerir tanta cantidad de alimento.	Crea microhorarios para intentar repetir los momentos asociados a la comida. Esto genera en tu cuerpo sensación de equilibrio.	Si la opción de combinar con agua las comidas te aburre, prueba a incluir infusiones, bebidas sin azúcar o zumos naturales evitando así el alcohol o los refrescos.

espacio que necesitan para funcionar mejor. Entonces, ¿qué es realmente descansar? Empecemos por desmontar brevemente algunos mitos y sesgos asociados a lo que es o no descansar.

Desmontando mitos: ¿qué es realmente descansar?

¿Alguna vez has encendido la televisión sin importarte el programa o la serie que están echando, simplemente porque sientes la necesidad de desconectar?

Una de las grandes falsas creencias sobre lo que es o no

descansar se da porque confundimos desconexión con entretenimiento. Pero no es la única, hay cientos de frases asociadas a comportamientos que relacionan sin fundamento el descansar mejor o peor con ciertas prácticas. Algunos ejemplos son:

«El cuerpo se acostumbra a dormir poco».

«Cuando estoy muy cansada, pongo en la tele cualquier programa para no pensar».

«Me relajo mirando el móvil».

«No puedo dormir si no me pongo una serie de fondo».

«Si duermo más el fin de semana, compenso el sueño perdido durante la semana».

«Tomar una copa de vino antes de dormir me ayuda a conciliar el sueño».

«Tomar café no me afecta».

«Cuanto mayor me hago, menos horas de sueño necesito».

«Hacer ejercicio en las últimas horas del día dificulta el descanso».

«A quien madruga, Dios le ayuda».

Todas estas son falsas creencias sobre el descanso.

El alcohol y el café son dos sustancias totalmente contrarias al descanso. La primera, el alcohol, reduce la fase REM (movimientos oculares rápidos) del sueño, crucial para la regeneración mental y emocional. También provoca más despertares nocturnos y aumenta la probabilidad de roncar, lo que significa que, aunque duermas, no descansarás bien. La segunda, el café, es un estimulante que actúa sobre el sistema nervioso central bloqueando la adenosina, una sustancia que nos induce al sueño. Tomar café puede prolongar el tiempo que nos lleva conciliar el sueño y su efecto dura más de cinco o seis horas, por lo que, aunque logres dormir, el descanso puede ser menos reparador.

Por otro lado, como veremos más adelante, podemos acostumbrarnos a dormir poco, pero el cuerpo necesita pasar por una serie de fases para regenerarse física y mentalmente, lo cual no se cumple si no dormimos con calidad el tiempo recomendado, que es entre siete y nueve horas diarias, depende de la edad que tengas. Sí, la edad puede influir en la calidad y cantidad de descanso, pero cumplir años no significa necesariamente que vayas a dormir peor.

Con la edad, los cambios en el sueño son comunes, pero tienen más que ver con modificaciones biológicas y factores externos que con la edad en sí. Si tienes hábitos saludables, es posible mantener un descanso reparador durante toda la vida.

«Dormir mucho es de vagos»

¿Piensas que dormir mucho es de vagos? ¿Te suenan frases como «Descansaré cuando me muera», «Quien más duerme, menos vive» o «El tiempo libre es tiempo perdido»?

En esta sociedad, hemos interiorizado que el descanso es «improductivo». Esto nos lleva a llenar nuestro tiempo libre con tareas o actividades que parecen útiles: revisar correos, limpiar, avanzar en proyectos personales o incluso sobrecargarnos de planes de ocio, como hacer maratones de series o acudir a eventos sociales que terminan agotándonos.

Consumir estímulos externos no es descansar, aunque nos ayude a evadir temporalmente nuestra mente de problemas o preocupaciones que puedan generarnos malestar.

Llenar la agenda de compromisos tampoco es descansar.

Este mensaje puede estar reforzado por la falsa idea de creer que todo el mundo está siempre ocupado. Nos avasallan las propuestas en redes sociales de personas que presumen de levantarse a las cinco de la mañana o de trabajar duro y de forma persistente, sin descanso, y aseguran que eso te diferenciará del resto para conseguir el éxito.

Es lo que me pasó a mí hace años. Intenté poner en práctica este tipo de propuestas y empecé a levantarme dos horas antes de mi horario habitual para ganar tiempo, sin mensajes en el móvil o actividad en redes sociales. Era maravilloso poder trabajar, hacer ejercicio o leer cosas que me interesaban sin distracciones y, aunque me costaba mucho despertarme, siempre he sido una persona que se acuesta temprano, por lo que, cuando hacía el cálculo de horas, las cuentas me salían. Dormía las siete u ocho horas recomendadas.

Sin embargo, a los pocos días empecé a sentirme muy cansada a partir de las cinco o seis de la tarde, momento en el que habitualmente aprovechaba para hacer deporte, desconectar física y mentalmente del trabajo y dedicarme tiempo. En resumen, el método no me estaba funcionando. Se suponía que alargar dos horas más el día iba a ayudarme a crecer personal y profesionalmente, pero perjudicó por completo el tiempo que dedicaba a mi autocuidado.

¿Qué me estaba pasando? ¿Me ocurría solo a mí? Busqué explicaciones de por qué no me funcionaban esas técnicas tan exitosas para todo el mundo y que estaban en línea con ese pensamiento de ser y sentirse productivo, tanto personal como profesionalmente. Eran hábitos etiquetados como saludables para empezar el día con propósitos y claridad. La explicación es la siguiente:

El sueño no es un estado uniforme, sino que está compuesto por cuatro fases que se repiten en ciclos de aproximadamente de noventa minutos. Cada una de estas fases tiene un papel clave en la recuperación física, mental y emocional, y la calidad de nuestro sueño depende de que se completen adecuadamente. Si interrumpimos estas fases, como cuando madrugamos demasiado o no dormimos lo suficiente, el impacto en nuestro nivel de energía diaria puede ser significativo.

Las cuatro fases son:

Fase 1: sueño ligero (transición). Es la etapa inicial, cuando estás entre despierto y dormido. Tus músculos se relajan, el ritmo cardíaco se reduce y las ondas cerebrales comienzan a ralentizarse. Dura unos pocos minutos y es fácil despertarse en esta fase. Es como un puente hacia un sueño más profundo, el cuerpo se prepara para descansar.

Fase 2: sueño ligero estabilizado. En esta fase, el cuerpo entra en un estado de mayor relajación. La temperatura corporal baja y las ondas cerebrales se hacen todavía más lentas, con breves ráfagas de actividad (husos del sueño). Representa aproximadamente la mitad del sueño total. Esta fase es esencial para el descanso general del cuerpo y para la consolidación de la memoria.

Fase 3: sueño profundo. Es el sueño más reparador. Las ondas cerebrales son muy lentas, la respiración es profunda y el ritmo cardíaco está en su punto más bajo. Representa entre el 15 y el 20 por ciento del sueño total y sucede sobre todo en la primera mitad de la noche. Es crucial para la regeneración física, como la reparación muscular, el fortalecimiento del sistema inmunológico y la liberación de hormonas de crecimiento.

Fase 4: fase REM (movimientos oculares rápidos). Es la etapa en la que ocurren los sueños más intensos. La actividad cerebral es casi tan alta como cuando estamos despiertos, pero los músculos están paralizados. Representa entre el 20 y el 25 por ciento del sueño total, con periodos más largos en la segunda mitad de la noche. Es fundamental para el procesamiento emocional, la creatividad y la consolidación de recuerdos. En esta fase, el cerebro organiza lo aprendido durante el día.

Todas las fases son importantes, pero lo que no es sabido es que las horas justo antes de despertar, están dominadas por las fases de sueño REM y sueño ligero.

Si te despiertas demasiado temprano o no permites que estas fases se completen, te estás perdiendo beneficios clave del sueño REM como el procesamiento de experiencias y emociones, lo que influye en tu capacidad de manejar el estrés y tomar decisiones equilibradas durante el día o la regulación hormonal que se produce durante la noche. Y es que el sueño nos ayuda a equilibrar hormonas como el cortisol (la hormona del estrés) y la leptina (que regula el hambre). No completar estas fases del sueño también puede causar fatiga y aumentar el apetito.

Justo lo que a mí me pasaba. De verdad que me sentía sin energía, con ganas de comer de todo, a cualquier hora y sin control, e incluso mucho más irritable.

Así que la creencia de que dormir mucho es de vagos no solo es falsa, sino que afecta a nuestro rendimiento físico y mental.

Las horas recomendadas por la Organización Mundial de

la Salud en adultos de entre dieciocho y sesenta y cuatro años son de siete a nueve diarias, y una de las claves para saber si puedes dormir más o menos es preguntarse cuando te levantas si te despiertas con sensación de fatiga o no.

Si tras la noche sientes fatiga, te falta tiempo o calidad de sueño. Y si no puedes alargar el sueño nocturno, por los motivos que sean, aprenderemos con los microhábitos a ganar «descanso» a través de sumar pequeñas acciones de menos de dos minutos durante el día.

«Dormir está sobrevalorado»

Si en tu entorno cercano nadie prioriza el descanso, es probable que tú tampoco lo hagas. Imitamos comportamientos que vemos como normales en nuestra comunidad, aunque no sean los mejores para nuestra salud. Hay personas que piensan que con cuatro o cinco horas de sueño es suficiente o que se puede recuperar el sueño perdido el fin de semana. Son creencias comunes entre quienes tienen profesiones que afectan directamente al descanso nocturno o en ciertas etapas de la vida, como la adolescencia, en la que el ocio puede ocupar muchas de las horas que deberían emplearse para el descanso. Como todas las personas de tu alrededor tienen un mismo estilo de vida, normalizas la falta de descanso.

Mi amiga Helena, por ejemplo, es enfermera y trabaja a turnos de ocho horas. Una semana puede estar de mañana, otras de noche o incluso tener el horario partido. Ella intenta aprovechar los días libres y parte de las horas en las que no trabaja para meterse en la cama y dormir, así que, para ella, encontrar momentos para dedicarse tiempo y hacer autocuidado se vuelve misión casi imposible. O trabaja o duerme. Por eso es tan importante contar con diferentes microhábitos de descanso en estos casos en los que los días, los turnos de trabajo y el estado mental varían tanto. Lo mismo le ocurre al personal de hostelería, del sector servicios, de seguridad, etc.

Otro caso es el de Pablo. Es azafato de vuelo y vive en un constante *jet lag*, ese trastorno temporal del sueño que se produce cuando viajas a través de diferentes zonas horarias. El cuerpo sigue funcionando según el horario de tu zona de origen, pero tu entorno y sus ritmos son diferentes. Por ejemplo, si vuelas de España a Estados Unidos puede que tengas sueño a media tarde, pues tu cuerpo todavía piensa que es de noche.

Se trata de un desajuste de tu reloj biológico interno (ritmo circadiano). Este reloj regula funciones como el sueño, la vigilia, el hambre y la temperatura corporal, y necesita tiempo para adaptarse a los nuevos horarios de luz y oscuridad. La consecuencia es sentirse fatigado, tener insomnio o dificultad para dormir en el horario local, sufrir cambios en el estado de ánimo o irritabilidad o padecer alteraciones digestivas, como hinchazón o malestar.

Muchas de las sensaciones que he tenido cuando he viajado a otros países con diferente huso horario me recuerdan a las que tuve durante el posparto de mi primer hijo. No dormía por la noche, por lo que buscaba cualquier momento del día para hacerlo. Mis ritmos circadianos estaban totalmente descontrolados, aunque fuese por una «buena causa». Encontré entonces en los microhábitos recomendados para hacer frente al *jet lag* a mis mejores aliados. Me mantenía hidratada dejando un vaso de agua en el baño; de esa forma, cada vez que iba, que era habitualmente, le daba un sorbito. Aunque tenía sueño, buscaba sentarme cerca de la ventana para dar el pecho o, cuando él dormía, si no podía salir a dar un paseo, me exponía en bloques de entre dos y cinco minutos a la luz natural. También me preparaba purés en los que combinaba verdura y proteína animal o vegetal para poder bebérmelos en los días en los que no tenía tiempo ni para comer. Y me regalaba una ducha al día en la que recuerdo cerrar los ojos y disfrutar del olor a naranja y canela del gel de baño durante los dos minutos que duraba. Sensorialmente, añadir olores agradables al momento del baño me ayudaba a sentirme limpia, cuidada y querida.

«*Si tengo tiempo libre y no hago nada, estoy desperdiciándolo*»

La idea de que siempre debemos estar ocupados tiene su origen en un sesgo de disponibilidad, ya que recordamos más momentos en los que alguien nos felicitó por estar ocupados o en los que logramos algo tras un esfuerzo visible. Este sesgo puede surgir por varios motivos: a continuación expongo cuatro que me llaman la atención por lo comunes que son. El primer motivo por el que pensamos que si no hacemos nada estamos desperdiciando el tiempo es porque vivimos en una cultura que sobrevalora la productividad y asocia el descanso con perder el tiempo. Esto nos lleva a sentir culpa o incomodidad cuando decidimos no hacer nada. Por esta razón, intentamos aprovechar cada minuto ocupándolos con tareas que consideramos «útiles». Seguro que más de una vez has sentido culpa por pasar el tiempo en silencio sin hacer nada, creyendo que ese momento podrías haberlo aprovechado para trabajar, estudiar o incluso socializar. Así, lo más común es que en ese momento recuerdes alguna tarea pendiente y te pongas a ejecutarla de inmediato, prescindiendo del único rato que tenías para descansar.

La segunda razón es el miedo al juicio externo. Muchas veces pensamos que otros nos considerarán perezosos si no estamos ocupados; o, como hemos visto en el sesgo de similitud, quizá tú mismo pienses que dormir mucho es de vagos. El ejemplo más claro es el del presentismo en la oficina, es decir, cuando calentamos el asiento para dar a entender al resto que estamos haciendo algo y, en realidad, ninguna de las tareas que estamos ejecutando es productiva. Y muchas veces, en vez de desconectar del trabajo cuando terminamos la jornada, nos mantenemos algunas horas más en nuestro puesto o activamos la opción «Reunido» en la aplicación con la que teletrabajamos. Sea cierto o no, este tipo de comportamientos responde a ese miedo al juicio externo de que descansar es desperdiciar el tiempo.

El tercer motivo es la incomodidad que puede evocar en nosotros el silencio. La inactividad puede confrontarnos con pensamientos o emociones que preferimos evitar y, aunque es esencial para nuestra mente y bienestar, puede resultar incómodo o incluso aterrador para muchas personas. En una sociedad hiperconectada y llena de estímulos constantes, el silencio no es solo inusual, sino que se percibe como una amenaza al estado de actividad que consideramos normal. Por esta razón, muchas personas llenan su día con ruido (radio, música, televisión), porque el silencio puede activar reflexiones sobre temas difíciles como decisiones pendientes o conflictos emocionales. Otras asocian el silencio con la soledad. En un mundo en el que la interacción constante (redes sociales, mensajes, llamadas) es sinónimo de conexión, el silencio puede generar una sensación de vacío emocional. Es lo que puede ocurrirte cuando llegas a casa después de un día muy atareado. Prefieres encender la televisión o revisar el móvil, no por entretenimiento, sino para evitar sentirte solo.

También es común en muchas culturas relacionar el silencio con falta de comunicación, incomodidad social o incluso aburrimiento. Se da por ejemplo cuando estás con otra persona en un ascensor, en silencio, o cuando crees que debes hablar o sacar algún tema de conversación cuando nadie habla en una cena o comida. Este aprendizaje social nos lleva a interpretar el silencio como algo que hay que llenar, no como algo que podemos disfrutar.

El cuarto y último motivo es el hábito de la sobrecarga. ¿Conoces la frase «Nadie necesita más unas vacaciones que el que acaba de tenerlas»? Si estamos acostumbrados a agendas llenas, tener un momento libre puede resultarnos extraño o incómodo. Es la falta de costumbre. Hay muchas personas que se etiquetan a sí mismas como *workaholics* (adictas al trabajo) y que incluso se sienten orgullosas de ello.

Dejando a un lado los prejuicios, la realidad es que muchas personas nos cargamos de planes en vacaciones para no tener ni un solo momento de inactividad solo porque pensamos que debemos aprovecharlas a tope.

Sin embargo, nuestro cerebro necesita tener momentos de descanso para procesar información, regenerarse y ser más creativo. Además, la pausa intencional nos ayuda a reconectar con nuestras emociones y evitar el agotamiento.

Pero ¿cómo podemos hacer frente a este sesgo? Mi recomendación es que pongas en práctica microhábitos que consigan reentrenar tu mente, de forma que veas el descanso como algo valioso en sí mismo.

Microhábitos de descanso

Objetivo / Mood	Motivado y enérgico	Relajado y tranquilo
Mejorar la calidad del sueño	Prepara la habitación para dormir manteniendo una temperatura inferior a 18 °C (fresca y cómoda para ti).	Realiza 2 minutos de respiraciones profundas antes de acostarte para relajar el cuerpo.
Regular el ritmo circadiano	Exponte indirectamente al sol por la mañana durante 2 minutos para activar tu reloj biológico. Si es directamente, usa protección solar factor 50.	Desconecta de las pantallas una hora antes de dormir o baja la intensidad de las luces 30 minutos antes de acostarte.
Reducir interrupciones del sueño	Pon el móvil en modo avión o en silencio antes de acostarte para evitar escuchar las notificaciones.	Coloca una botella o un vaso de agua junto a la cama para no tener que levantarte si te entra la sed.
Aliviar la fatiga física	Haz estiramientos suaves en la cama antes de dormir para liberar la tensión acumulada.	Dedica 2 minutos a masajear tus pies con una crema hidratante.
Desconectar la mente	Escucha un pódcast inspirador o simplemente entretenido para relajar la mente antes de dormir.	Observa el entorno, las estrellas o los árboles, para desconectarte del ruido mental.

Te enseño alguno de los que han funcionado en un mayor número de personas:

Nervioso	Triste o desmotivado	Apático o aburrido
Escribe en un cuaderno 3 pensamientos positivos para calmar la mente antes de dormir.	Crea una rutina de gratitud nocturna recordando algo bueno del día.	Prueba a hacer una meditación guiada de dos minutos para conciliar el sueño.
Cambia las bombillas de luz blanca por otras de luz más cálida para las zonas comunes.	Ponte un recordatorio para dormir a la misma hora cada noche.	Usa una alarma suave para despertarte en lugar de sonidos fuertes.
Evita cubrirte con edredones muy pesados o mantas que dificulten el movimiento nocturno.	Usa una máscara para dormir que bloquee la luz si te despiertas fácilmente.	Ponte tapones si los ruidos externos te molestan por la noche.
Date un masaje miofascial en las manos y en la zona de la sien.	Escucha sonidos relajantes como de lluvia, mar o selva para desconectar del cansancio.	Acuéstate en una posición cómoda y reconecta con tu respiración antes de cerrar los ojos.
Haz un ejercicio de visualización positiva, imaginando un lugar tranquilo y feliz.	Pon música instrumental suave y siéntate/túmbate a escucharla con los ojos cerrados.	Haz veinte respiraciones para enfocar la mente.

Objetivo \ Mood	Motivado y enérgico	Relajado y tranquilo
Reducir el ruido externo	Utiliza auriculares con cancelación de ruido durante 2 minutos para desconectar de sonidos externos.	Apaga la televisión, la tablet o el ordenador mientras realizas tareas como cocinar o leer.
Hacer pausas sin tecnología	Establece periodos de dos minutos después de cada hora de trabajo sin mirar el móvil ni el ordenador.	Desactiva las notificaciones para evitar interrupciones constantes y ser tú quien controles cuándo y cómo quieres consultarlas.
Conseguir silencio social	Prueba a acumular bloques de 2 minutos de escucha activa durante los que no hables y solo observes o escuches a otros.	Establece un tiempo durante la comida para estar en silencio con los demás.
Desconectar del ruido mental	Anota en un papel o en tu libreta de pensamientos todo lo que te preocupa para despejar la mente y quedarte en calma.	Cierra los ojos durante 2 minutos y enfócate solo en los sonidos naturales del entorno.
Estar más en contacto con la naturaleza	Da un paseo corto por un parque o jardín enfocándote, en bloques de 2 minutos, en los sonidos naturales, como los pájaros o el viento.	Encuentra un lugar al aire libre donde puedas sentarte sin estímulos externos.

Nervioso	Triste o desmotivado	Apático o aburrido
Cierra puertas o ventanas para minimizar distracciones auditivas.	Busca un rincón en casa donde haya menos ruido y quédate ahí un par de minutos.	Crea una pequeña «zona de silencio» en tu hogar donde no se usen dispositivos.
Guarda el móvil en otro cuarto durante un momento de relajación.	Dedica 2 minutos al día a mirar por la ventana sin hacer nada más.	Si no has dejado de mirar pantallas en todo el día, dedica 2 minutos a relajarte sin ellas.
Pide a tus compañeros o familiares un rato de calma, comunicándolo de forma respetuosa.	Reflexiona en voz baja o piensa sobre algo positivo en lugar de hablar automáticamente.	Juega a acumular bloques de 2 minutos en los que guardes silencio y prestes atención a los sonidos del entorno.
Respira profundamente mientras repites internamente las palabras «silencio» y «foco en mí».	Lee una frase o afirmación positiva y reflexiona sobre ella en completo silencio.	Escucha tus propios latidos o tu respiración para reconectar con el momento presente.
Pasea en silencio mientras observas el entorno y evita hablar o mirar el móvil. Si puede ser por jardines o parques, mejor.	Pasa bloques de 2 minutos descalzo sobre el césped o la tierra, disfrutando del momento sin ruidos. Incluso en la ducha con el agua cayendo.	Ponte un audio de 2 minutos de animales y sonidos de la naturaleza y túmbate en la cama.

Microhábitos para la autogestión positiva de las emociones

Las emociones negativas, como la tristeza, el miedo o la ira, forman parte de nuestra naturaleza humana. Sin embargo, nos cuesta aceptarlas porque las vemos como un obstáculo, algo que debemos evitar o reprimir. Esto sucede porque nuestra cultura, especialmente en sociedades que valoran la productividad y el optimismo, nos ha enseñado que estar siempre bien emocionalmente es lo «correcto».

Pero la realidad es que las emociones incómodas no son malas ni negativas; simplemente son mensajes que nuestro cuerpo y mente nos envían para ayudarnos a adaptarnos a las circunstancias. La tristeza puede ser un llamado para reflexionar y cuidarnos; el miedo nos alerta de posibles peligros; y la ira nos indica que nuestros límites han sido cruzados. El problema surge cuando intentamos ignorarlas o reprimirlas, pues a menudo se intensifica su efecto.

Desmontando mitos: ¿cómo se gestionan las emociones?

El mundo de las emociones es complejo por la gran variedad de matices que existen en torno a ellas y por las infinitas formas de sentirlas.

Estoy segura de que más de una vez has escuchado expresiones que niegan las emociones o condicionan erróneamente la forma en la que debemos afrontarlas. Te pongo, como siempre, algunos ejemplos:

«Llorar es de débiles».

«Los hombres no lloran» o «Los niños no deben tener miedo, deben ser valientes».

«Deja de llorar, no es para tanto».

«No puedes quejarte, lo tienes todo», «Quejarte te hace parecer débil».

«No seas exagerada», «Las mujeres son demasiado emocionales».

«Enfadarte no sirve de nada».

«Ya eres adulto, supéralo».

«No demuestres tanto tu felicidad, te envidiarán».

«A nadie le importan tus problemas».

«Ser vulnerable es un signo de fracaso».

«Mostrar tus emociones en el trabajo te hace parecer poco profesional».

Y podría seguir así días. ¿Cómo podemos hablarnos de esta forma? Negar nuestras emociones, esconderlas, bloquearlas o reprimirlas es una de las costumbres más extendidas en la sociedad y de las más negativas para nuestra salud mental.

El objetivo principal de esta sección es que conozcas microhábitos que te permitan vivir tus emociones con respeto, cercanía y cariño, y erradicar, en la medida de lo posible, cualquier sensación de vergüenza, intolerancia o crítica destructiva asociada a cómo te sientes en cada momento de la vida.

Como ya aprendimos en el primer capítulo del libro, la forma en la que gestionamos y expresamos las emociones depende, en gran medida, de la cultura en la que vivimos.

«Dime de dónde vienes y te diré como debes sentirte»

En las sociedades individualistas (ya sabes, como Estados Unidos o Europa occidental), se valora la expresión abierta de emociones, especialmente de aquellas que están relacionadas con la defensa de los propios derechos, como la ira. Sin embargo, mostrar emociones que implican vulnerabilidad, como la tristeza o el miedo, puede percibirse como un signo de debilidad.

Por otro lado, en culturas colectivistas (Japón, América Latina o España), la armonía grupal es prioritaria, por lo que expresar emociones como la ira suele estar mal visto, ya que puede alterar el equilibrio social. Por esta razón, muchas personas se escudan en el anonimato de las redes sociales.

Cuando analizamos la expresión de las emociones con perspectiva de género, descubrimos muchas más dificultades si cabe.

En muchas culturas se espera que los hombres no lloren, no muestren vulnerabilidad o tengan gestos de afecto en público. Esto fomenta mitos como que las emociones deben reprimirse o que la masculinidad se representa como un ente social sin emociones. Esta etiqueta social genera en muchos hombres estrés y problemas de salud mental. Por el contrario, a las mujeres se nos permite, e incluso se espera, que expresemos tristeza o miedo, pero se nos juzga cuando mostramos ira o firmeza emocional, calificándonos entonces de «carácter difícil» o de «demasiado emocionales».

De igual manera, si analizamos lo que se espera o no emocionalmente según la edad, descubriremos que, en función de la generación a la que pertenezcas, has crecido bajo la influencia de uno u otro pensamiento o estigma. Por ejemplo, las generaciones más mayores crecieron en un contexto donde las emociones eran tabú o había que evitar enfrentarlas, entendiéndolas como algo que debe «superarse» rápidamente. Lo adecuado era ser y sentirse espartanos, capaces de enfrentarlo todo y de aguantar lo que viniese. Las generaciones más jóvenes, sin embargo, suelen, por lo general, tener una actitud más abierta a este respecto, pues están influenciadas por el auge de la psicología y por la divulgación que en los últimos años se está haciendo sobre salud mental. A estas generaciones, muchas veces, se las tacha de «poco sacrificadas», «quejicas» o «poco comprometidas».

Lo cierto es que muchas de estas etiquetas y falsas creencias sobre lo que debemos ser o sentir pueden condicionar de por vida los vínculos que establecemos con nosotros mismos y con otras personas. Por eso me acerqué a la psicología positiva como fuente de inspiración para crear y poner en práctica microhábitos fáciles de incorporar en nuestro día a día.

La psicología positiva es una rama de la psicología que se enfoca en estudiar los aspectos positivos del ser humano, como fortalezas, emociones positivas, relaciones, así como los factores que contribuyen al bienestar y la felicidad. A diferencia de la psicología tradicional, que a menudo se centra en identificar y tratar problemas emocionales o mentales, la positiva busca comprender cómo las personas pueden conocerse mejor para alcanzar una vida plena.

Esta perspectiva no se limita a un enfoque optimista o motivacional; está respaldada por una sólida base científica. Desde su surgimiento en los años noventa, y gracias al trabajo de Martin Seligman y otros investigadores, ha evolucionado con cientos de estudios que combinan métodos de investigación rigurosos provenientes de la psicología tradicional, las neurociencias y las ciencias sociales.

«Llorar es de débiles»

Llorar es una de las expresiones humanas más naturales y, paradójicamente, también una de las más incomprendidas. Desde pequeños, escuchamos frases como «No llores, sé fuerte» o «Las lágrimas no resuelven nada», lo que nos ha llevado a asociar el llanto con la debilidad. Pero nada más lejos de la realidad: llorar es un acto de fortaleza emocional, una herramienta que el cuerpo y la mente utilizan para procesar y liberar emociones.

El llanto humano es una respuesta compleja que combina aspectos fisiológicos, emocionales y sociales. Aunque los animales también producen lágrimas por razones físicas (como lubricar los ojos), los humanos somos los únicos en llorar como respuesta a emociones profundas. Las lágrimas emocionales son una señal de que algo significativo está ocurriendo dentro de nosotros y no siempre tienen que estar relacionadas con la tristeza. Lloramos también por alegría o cuando sentimos emociones positivas abrumadoras, como ante un reencuentro esperado, cuando alcanzamos un logro importante o recibimos una gran noticia. Ese llanto ayuda a rebajar la intensidad del momento. También lloramos por frustración o impotencia, como cuando sentimos que no podemos controlar una situación y necesitamos expresar la tensión acumulada. O por miedo, lo que nos ayuda a superar un momento de peligro o estrés intenso (como un susto o una cirugía). Por último, lloramos por empatía o conexión, como cuando vemos o escuchamos historias conmovedoras, porque conectamos emocionalmente con la experiencia de otra persona.

A título personal, siempre he sido una persona que ha llorado mucho, pero no siempre mis lágrimas se han percibido como una fortaleza. Todo lo contrario; por lo general, se me ha dicho que lloro por todo, que lo soluciono todo llorando o que me emociono con demasiada facilidad; en alguna ocasión incluso ha sido motivo de burla familiar («¿A que llora?» Y claro, ¡lloraba!).

Mucho tiempo y terapia de fondo después, comprendí que llorar es una de mis virtudes más fuertes para lidiar de forma positiva con los muchos problemas y aprendizajes emocionales de la vida. No me da vergüenza llorar y me muestro tal cual soy, en cualquier circunstancia de la vida, ya sea al recibir un premio que me emociona o al perder a un familiar querido.

A esta capacidad de mostrarnos tal y como somos se la conoce como vulnerabilidad. Brené Brown, investigadora y profesora estadounidense, la hizo famosa a través de su charla TED de 2010 «El poder de la vulnerabilidad», una de las más vistas en el mundo.

La vulnerabilidad es el estado o capacidad de experimentar y expresar una amplia gama de emociones, como miedo, alegría, vergüenza, amor o tristeza. Es la disposición a abrirnos y mostrarnos tal como somos, a atrevernos a conectar con los demás desde nuestra humanidad sabiendo que eso implica riesgos, como la incertidumbre o el rechazo.

Aplicando algunos microhábitos, aprenderemos a sentirnos cada vez más libres de prejuicios, sesgos o condicionamientos externos.

«No sé decir que no»

¿Alguna vez has querido decir que no a algo o a alguien y has terminado diciendo que sí por compromiso? Nuestra tendencia a decir sí a cosas que no nos gustan y no a las que sí está arraigada en el deseo de agradar a los demás y de evitar el conflicto o el rechazo.

Este tipo de reacciones que van en contra de nuestros deseos también se dan, por ejemplo, cuando alguien nos pregunta qué tal estamos y automáticamente sonreímos y decimos «bien, ¿y tú?». La respuesta es tan rápida y esquiva que apenas nos planteamos si realmente estamos bien o no; simplemente, no le damos valor ni a la pregunta, ni a la respuesta.

Mi compañero Luis Castellanos, filósofo y pionero mundial en la investigación del lenguaje positivo, tiene un libro que me encanta. Se titula *La ciencia del lenguaje positivo* y con él aprendí muchos de los microhábitos relacionados con el lenguaje positivo que hoy aplico.

Como hemos visto, las personas tendemos a evitar expresar emociones negativas, las etiquetamos como perjudiciales e incluso dejamos de mostrar nuestra vulnerabilidad por miedo a que otros se aprovechen de ella o nos rechacen.

Es el momento de aprender un microhábito muy útil que te ayudará a empezar a priorizar tus verdaderos deseos y emociones impactando positivamente en el juicio que pueda hacer otra persona. Vamos a dedicar menos de dos minutos a aprender a decir que no con la fórmula del pero.

¿Te suenan estas frases?: «Me gusta, pero…» o «Está bien, pero…». Lo primero que te viene a la cabeza cuando escuchas de boca de otra persona un pero es: «¡Uy, malo! A ver qué viene después». Pues bien, utilizado de forma consciente, el pero es nuestro gran aliado para decir que no de manera sencilla e incluso cercana.

Lo primero que debes saber de esta fórmula es que la frase que coloques detrás del pero es la que emocionalmente tiene más impacto en el interlocutor. Te pongo un ejemplo. Podemos decir «Me gustaría ir contigo de compras, **pero me quedo en casa a descansar**» o «Prefiero quedarme a descansar, **pero me encanta que me lo hayas propuesto**». En el primer caso, el mensaje que enfatizas es que no vas a ir de compras; sin embargo, en el segundo, es que te encanta que te propongan ir de compras.

Así, para poder decir que no de forma elegante, el mensaje claro debe ir después del pero. Veamos otro ejemplo. ¿Qué suena mejor: «Gracias por la propuesta, pero no dispongo de tiempo suficiente para poder llevarla a cabo» o «Te agradezco que hayas pensado en mí, pero esta tarde la dedicaré a mi autocuidado»?

Como ves, la mayoría de las veces empleamos erróneamente el pero.

Fíjate. Si digo: «No tengo mucho tiempo, pero gracias por la propuesta», suena a: «Haré lo que pueda». Y «Esta tarde la dedicaré a mi autocuidado, pero te agradezco que hayas pensado en mí», da a entender que esta tarde puede que no lo hagas, pero quizá mañana sí.

La segunda clave de esta fórmula es que no debes adornar el no con verbos que expresen duda: «… pero prefiero quedarme en casa», «… pero creo que es mejor así», «… pero quizá lea un libro». Los noes deben expresarse directamente y sin tapujos. De esta forma, no daremos pie a malentendidos.

Y la última clave es que la fórmula puede ser utilizada al revés, es decir, para enfatizar y reforzar positivamente a la otra persona aun cuando las cosas no han ido como esperábamos. Por ejemplo:

«Es verdad que no ha salido como esperábamos, pero te agradezco mucho el esfuerzo y tiempo que le has dedicado».

«No hemos conseguido el premio, pero he disfrutado trabajando contigo».

«No era lo que tenía en mente, pero me gusta que hayas tenido el detalle de pensar en ello».

Ahora te toca ponerlo en práctica. Cuanto más lo uses, mejor controlarás la fórmula y más fácilmente te resultará decir no.

Otro microhábito que funciona muy bien a la hora de expresar emociones negativas relacionadas con la culpa o la autoexigencia es cambiar la palabra «perdón» por la palabra «gracias».

No es lo mismo para nuestro interlocutor escuchar «perdón por llegar tarde», «perdón por no hablar bien inglés» o «perdón, es mi primera vez hablando en público» que «gracias por esperar», «gracias por tu atención» o «gracias por vuestro tiempo».

La mayoría de las personas solemos excusarnos o pedir perdón cuando nos sentimos inseguros frente a algo que vamos a expresar, en vez de agradecer la oportunidad para exponer nuestros argumentos. Emocionalmente, cambiar el «perdón» por el «gracias» puede hacer que el interlocutor se sienta intrínsecamente reconocido en su espera, atención o exposición. La forma de recibir el mensaje posterior cambia por completo.

Por ejemplo, durante mi época universitaria conviví muchos años con diferentes amigos. Uno de ellos fue Sergio. Sergio tenía la costumbre de dejar en la encimera de la cocina los platos de la comida sin fregar y siempre pedía perdón, pero nunca actuaba en consecuencia. Su forma de pedir perdón no era la típica («Perdona, no me ha dado tiempo», «perdona, no me he dado cuenta»), sino que lo expresaba diciendo «gracias por recogerlo, es genial vivir contigo» o «gracias por quitarlo de en medio, estoy muy agobiado con los exámenes». Así conseguía que mi percepción y la del resto de compañeros fuera ¡incluso positiva!, pues reconocía, en cierto sentido, el valor de que recogiéramos sus cosas.

Quitando el hecho objetivo de que la fórmula pierde valor si, como mi amigo Sergio, la repites constantemente sin responsabilizarte de tus actos, el impacto que tiene en las emociones de los demás es claramente positivo.

¿Quiero decir con esto que nunca hay que pedir perdón? No, para nada. Cuando nos equivocamos, es de sabios rectificar y pedir perdón, pero la manera de expresarnos tiene una carga emocional muy elevada que puede ser contraproducente; por ejemplo, si comenzamos pidiendo perdón para exponer un argumento, pensamiento o sentimiento. Si te ves en el caso, empieza con un gracias y comprobarás el efecto positivo que tiene este microhábito en tus familiares, amigos o compañeros de trabajo.

MICROHÁBITOS PARA LA AUTOGESTIÓN POSITIVA DE LAS EMOCIONES

Objetivo \ Mood	Motivado y enérgico	Relajado y tranquilo
Regular emociones intensas	Escribe un pensamiento positivo en un cuaderno para anclar la emoción.	Respira profundamente durante 2 minutos para mantener el estado de calma.
Aumentar la consciencia emocional	Usa la técnica «blanco y negro». Visualiza en blanco y negro lo que te preocupa. Ahora visualiza en color una cosa que te motive. De esta manera aportarás mayor énfasis a lo que te inspira.	Identifica y nombra la emoción predominante que sientes tras una pelea o una felicitación.
Conectar con otros positivamente	Envía un mensaje de agradecimiento a alguien que te haya apoyado.	Dedica 2 minutos a recordar una interacción positiva con alguien cercano.
Fomentar emociones positivas	Revisa fotos o recuerdos que te inspiren alegría o satisfacción.	Escribe las tres palabras o frases que mayor satisfacción te dieron al escucharlas (puede ser a ti o a otra persona).

Nervioso	Triste o desmotivado	Apático o aburrido
Haz una pausa de 2 minutos y observa tu entorno para romper el ciclo de pensamientos.	Identifica una pequeña tarea sencilla para completarla (como organizar algo pequeño).	Practica la escucha activa de canciones con un ritmo tranquilo pero motivante para ayudarte a regular emociones que te hagan sentir incomodidad.
Usa la técnica «nube de pensamientos». Imagina que tus preocupaciones flotan y se alejan.	Pregúntate: «¿Qué necesito ahora para sentirme un poco mejor?» o «¿Qué es lo que deseo?». Luego escríbelo.	Dibuja o escribe algo que represente cómo te sientes en ese momento.
Pide ayuda o expresa tus preocupaciones a una persona de confianza.	Llama o escribe a alguien simplemente para saludar y compartir cómo te sientes.	Propón un plan sencillo (como una caminata) a un amigo o familiar cercano.
Mírate al espejo cada mañana, mírate a los ojos y prémiate con una sonrisa.	Crea con tus manos un pequeño detalle: un dibujo, una figura de plastilina, una pulsera de cuentas, etc. El uso de las manos mejora la activación cerebral y la producción de hormonas de la felicidad.	Dedica bloques de 2 minutos a acciones creativas breves: escribir un poema que rime, recordar la letra del estribillo de una canción que te motive y tararearlo, recordar un chiste que te haga gracia.

Objetivo \ Mood	Motivado y enérgico	Relajado y tranquilo
Fomentar el uso de lenguaje positivo	Antes de hablar, reformula una frase negativa que ibas a decir y hazla más constructiva.	Cierra los ojos durante 1 minuto e identifica dónde sientes la emoción en tu cuerpo (tensión, calma, etc.).
Aprender a decir que no o a desbloquear los noes mentales que me frenan	Dedica 2 minutos a pensar qué cosas de tu día a día no quieres seguir haciendo.	No digas que sí por evitar conflictos. Dedica 2 minutos a analizar en qué momentos te has dejado llevar y has dicho que sí por no entrar en conflicto.

Microhábitos para el desarrollo personal y profesional

En esta sección aprenderemos microhábitos que ayudarán a tu desarrollo personal y profesional, un camino que debes disfrutar de principio a fin y condicionándote lo menos posible por factores externos.

¿Te imaginas lo maravilloso que sería tener un botón que pausara la lista infinita de tareas que te has propuesto terminar para poder desconectar? ¿Y un interruptor que detenga los pensamientos obsesivos sobre las cosas que no puedes controlar y borre la culpa que sientes por no llegar a todo?

Cuando nos proponemos emprender un camino de desarrollo personal o profesional, solemos cometer el error de ponernos retos, desafíos extremos que, como ocurría con los

Nervioso	Triste o desmotivado	Apático o aburrido
Repite en voz alta una frase positiva como «Lo estoy haciendo fenomenal», «Va a salir bien» o «Confío en mí».	Identifica una palabra negativa que usas frecuentemente y sustitúyela por una neutra o positiva.	Haz una lista mental de tres palabras positivas que describan tu día o una situación reciente que hayas vivido.
¿El estrés y la ansiedad vienen por una sobrecarga de tareas? ¿Tienes demasiados compromisos? Dedica dos minutos a pensar en ello.	Probablemente, el mayor no te lo estás diciendo a ti mismo. En ese caso, dedica 2 minutos a valorar qué noes están perjudicando tu salud emocional para empezar a tomar decisiones.	La procrastinación es habitual en el día a día de todas las personas, pero decir que no a algo que debes hacer solo sirve para posponer y rumiar mentalmente la tarea pendiente. Dedica dos minutos a decidir qué vas a dejar de procrastinar.

malos hábitos y las altas expectativas que perseguíamos con ellos, nos generan más emociones relacionadas con la ansiedad y la frustración que con el placer. ¿Por qué sucede esto?

El motivo principal reside en el concepto que tenemos sobre lo que es o no el éxito personal o profesional. Lo cierto es que, en multitud de casos, la idea de éxito tiene más que ver más con la definición y ejemplos que vemos en las redes sociales, con la cultura o con lo que otros piensan que con lo que realmente queremos nosotros.

Desmontando mitos: ¿qué es desarrollarse personal y profesionalmente de forma saludable?

¿Qué significa desarrollarse personalmente? ¿Ser una persona espiritual que viva el aquí y ahora de forma consciente? ¿Conseguir que un 80 por ciento de los resultados que obtienes provengan del 20 por ciento de las acciones que llevas a cabo en tu día a día, como traslada el principio de Pareto?

¿Y qué es desarrollarse profesionalmente? ¿Es llegar a ocupar el escalafón más alto de la jerarquía empresarial? ¿Es ganar mucho dinero con poco esfuerzo? ¿O es obtener poder y reconocimiento externo?

El concepto de éxito está cargado de expectativas sociales, culturales y personales que a menudo generan sesgos y creencias limitantes como las siguientes:

«Solo la gente ambiciosa logra hacer cosas grandes».

«El éxito es ganar mucho dinero y tener poder».

«Para ser experto en algo, debes dedicarle al menos diez mil horas».

«Mis amigos tienen mejores trabajos que yo».

«Debes estar aquí y ahora para sentir la vida con plenitud».

«La clave del autoconocimiento es la meditación».

«Debes ir a un psicólogo/*coach* para encontrar tu camino».

«Somos lo que pensamos», «Debes encontrar tu propósito».

«Eres fruto de las personas de las que te rodeas».

«Sal de tu zona de confort», «El éxito depende únicamente de tu esfuerzo».

«Cree en ti mismo y lo lograrás».

«El cambio ocurre rápidamente si tienes la motivación adecuada».

«La resiliencia, la satisfacción y el crecimiento continuo incluso en momentos difíciles son la base de la felicidad».

¿Te suenan estas frases? Según estas típicas expresiones, el éxito personal o profesional se basa en ganar dinero, conseguir poder, dedicar esfuerzo y tiempo a un propósito, salir de la zona de confort y enfrentarse a retos o superar los obstáculos de la vida. De hecho, muchas de las grandes reflexiones o enseñanzas que hemos aprendido en las últimas décadas tienen que ver con lo que otros entienden por éxito.

Un caso que siempre me ha llamado la atención es el de Rafa Nadal. Tuve la fortuna de entablar conversación con él durante un vuelo de Chicago a Madrid. Acababa de sufrir una fisura de costilla durante las semifinales del Indian Wells contra Carlos Alcaraz y volvía a España para recuperarse. La dolorosa lesión no le impidió cargar con su raquetero para entrar y salir del avión, hacerse las muchas fotos que le pidieron y caminar con entereza hasta el coche que le llevaría al hospital.

Lejos de mis apreciaciones personales, se encontraba objetivamente en muy malas condiciones físicas. Se desplazaba con dificultad, su cara y sus movimientos expresaban dolor y aunque honestamente se esforzaba por mostrarse amable, cercano y accesible a todo el que se le acercaba, es posible que lo que más le apeteciera fuera estar en Mallorca descansando con su familia.

Rafa Nadal se retiró dos años más tarde intentando por todos los medios hacerlo en activo y jugando su mejor tenis, no por lesión, pero le fue imposible. No lo logró en los Juegos Olímpicos de París y tampoco en la Copa Davis que se jugó después. Colgó la raqueta a finales de 2024 ovacionado en todo el mundo, convertido en «marca España» y siendo un gran referente mundial en valores positivos.

Pero ¿por qué no priorizó su salud por encima de su rendimiento deportivo? ¿Es ese el ejemplo de éxito que nos inspira? Sinceramente, a mí no. Incluso convencida de que es uno de los mejores deportistas de la historia, para mí el éxito es conseguir disfrutar de una vida saludable, sin dolor, una vida en la que, como individuo, pueda elegir libremente qué hacer en cada momento y de quién rodearme personal y profesionalmente. Pero este es mi concepto del éxito. Para ti, puede ser otro y para Rafael Nadal, otro.

En este punto, te invito a que pongas en práctica un microhábito de autoconocimiento que te ayudará a reflexionar sobre las bases que mueven tu desarrollo personal y profesional. Regálate dos minutos para pensar y describir qué significa el éxito para ti, más allá de las expectativas sociales o de tu entorno. Puede incluir aspectos de felicidad, equilibrio, impacto en otros o crecimiento personal, ¡lo que quieras!

Suele ser útil pensar en las personas que son referentes para ti. No hace falta que sean famosas. De hecho, ocurre con cierta frecuencia que nuestros mayores referentes son personas cercanas, como familiares o amigos.

Yo, por ejemplo, me siento inspirada por la historia de Cleopatra, pero no seguiría sus prácticas para alcanzar el poder; admiro profesionalmente a la científica Margarita Salas, pero no dedicaría mi vida únicamente a la investigación científica; y siempre me han fascinado mis tías abuelas por ser mujeres transgresoras en su tiempo, pero tampoco arriesgaría mi vida como lo hicieron ellas.

Cuando analizo mis respuestas, descubro que en los tres casos se trata de personas que han cuestionado las reglas, normas o pensamientos establecidos en su época con el objetivo de mejorarlos, así que es muy posible que, para mí, el éxito esté muy relacionado con ello. Al fin y al cabo, mi desarrollo personal y profesional busca obtener libertad para elegir lo que quiera ser o hacer en cada momento.

Una vez hayas completado el ejercicio, pregúntate si tus hábitos diarios y las decisiones que tomas te acercan o te alejan de tu definición de éxito.

Si para ti el éxito es sentir el reconocimiento de otras personas, plantéate si tus actos están encaminados a conseguirlo. Si, por ejemplo, es vivir tranquilamente, sin cargas mentales, analiza si tus decisiones te alejan de personas o situaciones tóxicas.

Este microhábito por sí solo no va a darte todas las respuestas, pero es un pequeño empujón para reflexionar sobre el camino a seguir en tu desarrollo personal y profesional.

«No me quiero arrepentir de no haberlo hecho»

¿Sabes esa expresión que dice «Prefiero pedir perdón que pedir permiso»? El autodesarrollo se basa en tomar decisiones que te acerquen a un estado de máxima plenitud física, espiritual y mental, aunque el contexto en el que esto suceda no sea el óptimo.

Cuando leo o escucho los últimos consejos de personas que están a punto de morir, me llama poderosamente la atención lo que muchos entienden como éxito en la vida:

«Pasa más tiempo con las personas que amas».

«Di te quiero más a menudo».

«Sé más amable contigo mismo y con los demás».

«Haz lo que te haga feliz».

«Vive el presente, no te preocupes tanto por el futuro».

«No te aferres al pasado».
«No trabajes tanto».
«Aprecia las pequeñas cosas».
«Sé tú mismo, no trates de agradar a todo el mundo».
«No tengas miedo de correr riesgos».
«Aprende algo nuevo siempre que puedas».
«Cuida tu cuerpo y tu mente».

Como puedes comprobar, poco tienen que ver con las frases que definen el éxito en la sociedad actual.

En el camino del desarrollo personal y profesional, los microhábitos te ayudarán a descubrirte, en todos los sentidos e independientemente del contexto en el que vivas.

«Aquí y ahora»

El concepto del «aquí y ahora», tan popularizado por la psicología positiva y la práctica del *mindfulness*, nos invita a vivir plenamente en el presente, aceptando nuestras emociones y experiencias sin juicio.

¿Qué pasa si no consigo estar aquí y ahora? ¿Y si mi cabeza da mil vueltas a las cosas antes de tomar una decisión o no puedo dejar de pensar en el pasado? Pues no pasa nada. Absolutamente nada.

Aplica el poder de la simplicidad. Como aprendimos en los capítulos anteriores, el tipo de hábitos que más probabilidad tienen de mantenerse en tu vida a largo plazo son aquellos que son fáciles de llevar a cabo sin esfuerzo.

Si eres de esas personas que procrastinan, se cuestionan una y otra vez las decisiones o arrastran el pasado cual lastre, no voy a ser yo, ni este libro, quien te diga que debes evitar estos comportamientos a toda costa para alcanzar la felicidad. Lo que sí quiero es enseñarte microhábitos que te ayuden a darte la oportunidad de experimentar cómo se vive una vida en la que puedes disfrutar de un café o una ducha sin el ruido constante que las preocupaciones pueden generar en tu mente. Me encantaría que poniendo en práctica los microhábitos, pudieras empezar a disfrutar de la libertad que aporta soltar las preocupaciones del pasado, y no porque el futuro vaya a ser mejor o peor, sino por lo bonito que es vivir los matices y detalles que ofrece el presente.

Para desarrollarte plenamente en el campo personal o profesional, no busques cambiar tu esencia a través de un completo programa de *coaching* que ha resultado infalible para todo el que se ha apuntado, y tampoco te obsesiones con ser la persona que no eres en el trabajo con tal de conseguir los objetivos que te has propuesto. Las cosas no funcionan así. Es mucho más sencillo y te lo voy a demostrar a través de los microhábitos.

«Todo lo que resistes persiste» es una de las frases que el psiquiatra suizo Carl Gustav Jung (1875-1961) utilizó para definir una actitud muy arraigada en muchos seres humanos que se aferran a lo conocido y a las ideas preconcebidas sin siquiera discernir su validez a medida que avanza el tiempo. Pero ¿y si no sabes dejar de resistirte a un pensamiento o forma de actuar porque siempre has hecho lo mismo? Te comparto el caso de María, la que era compañera de trabajo de mi madre.

María tiene cincuenta y ocho años y acaba de prejubilarse. Teóricamente, es algo que ella ha elegido y que le beneficia, pero se encuentra perdida. El final de su vida profesional le coincide con la menopausia. Ya llevaba varios años con idas y venidas de la menstruación, pero la situación parece haberse consolidado el último año. Aunque lo comenta con sus amigas, siente que aún es un tema tabú a su alrededor.

María representa a muchas personas que, al llegar a un momento de cambio en sus vidas, enfrentan un duelo silencioso por aquello que dejan atrás. En su caso, la jubilación y la menopausia marcan el fin de una etapa y el comienzo de otra. Sin embargo, se siente desorientada, como si hubiera perdido una brújula que hasta ahora le marcaba la dirección. Su mente está llena de pensamientos como: «¿Y ahora qué hago con mi tiempo?», «quizá debería buscar algo que hacer para no sentirme inútil».

Lo que María no sabe es que esta etapa, aunque confusa, también puede ser una oportunidad para reinventarse si aprende a soltar lo que ya no necesita y a enfocarse en descubrir lo que realmente le importa. El problema para el que debe buscar solución no es el cambio en sí, sino el cómo acabar con su resistencia a aceptarlo.

MICROHÁBITOS PARA EL DESARROLLO PERSONAL

Objetivo / Mood	Motivado y enérgico	Relajado y tranquilo
Pasar más tiempo con las personas que amo	Envía un mensaje a alguien que quieres para saber cómo está. Si piensas en esa persona, házselo saber.	Escribe una lista rápida de 3 cosas que te gustaría hacer con alguien especial y propónselas.

El camino de desarrollo personal y profesional no tiene por qué ser una lucha constante o una búsqueda agotadora del éxito. Puede ser un recorrido lleno de pequeñas victorias, momentos de gratitud y decisiones conscientes que te acerquen más a la vida que realmente deseas. Lo importante no es cumplir con estándares externos, sino encontrar un ritmo y un sentido que se ajusten a ti.

Recuerda que no se trata de resistir, sino de fluir sin esfuerzo. La resistencia te ata al pasado; el fluir te abre al presente y al futuro. Los microhábitos pueden ser esa herramienta sutil pero poderosa que necesitas para avanzar sin importar las circunstancias que enfrentes.

Ahora te toca a ti: ¿qué pequeño paso darás hoy para acercarte a tu definición de éxito personal y profesional?

Comparto contigo, por un lado, microhábitos para el desarrollo personal basados en los grandes aprendizajes que las personas nos aportan en los últimos momentos de su existencia y, por otro, microhábitos para el desarrollo profesional. Aunque personalmente considero que ambos están entrelazados, resulta más práctico organizarlo en cuadros diferentes.

Nervioso	Triste o desmotivado	Apático o aburrido
Haz una pausa y llama a un ser querido, aunque solo sea para saludarle y escuchar su voz.	Busca una foto con esa persona y recuérdale cuánto significa para ti mandándosela.	Propón un plan sencillo (como dar un paseo) a alguien cercano y hazlo, aunque sea por videollamada.

Objetivo \ Mood	Motivado y enérgico	Relajado y tranquilo
Decir más te quiero	Dilo en voz alta al despedirte o antes de terminar una llamada. La vergüenza se pierde cuanto más se practica.	Reflexiona sobre una cualidad de alguien que amas y escríbeselo en un mensaje.
Ser más amable conmigo mismo	Anota una cosa que hiciste bien hoy, por pequeña que sea, y pégala en un pósit en el espejo del baño. Al cabo de una semana, verás todo lo que has conseguido y sonreirás.	Escríbete una nota de agradecimiento en la que anotes 3 cosas o decisiones que agradeces haber tomado en la vida.
Hacer lo que me haga feliz	Escribe 3 cosas que te hacen feliz y realiza una de ellas. Recuerda que la expectativa debe ser alcanzable a corto plazo.	Escríbele una carta o mail a tu yo del futuro y guárdala o prográmalo para que te llegue un año más tarde. Expresa en ella cosas que te hagan feliz y que te gustaría que pasaran en tu vida.
Vivir el presente, no preocuparme tanto por el futuro	Dedica un minuto a observar tu entorno y nombra tres cosas que veas.	Haz una respiración profunda y siente cómo entra y sale el aire y por dónde. ¿Te cuesta más coger aire o soltarlo?

Nervioso	Triste o desmotivado	Apático o aburrido
Respira profundo y piensa en una persona a la que podrías agradecerle algo, luego díselo. Incluye a personas con las que tengas poca confianza.	Escribe «Te quiero porque...» y compártelo cuando estés preparado.	Ponte frente a un espejo y di lo mucho que te quieres a ti mismo en voz alta. Somos lo más valioso que tenemos.
Aplica la autocompasión. Cuando suceda algo que esté fuera de tu alcance o que no puedas controlar, recuerda que has hecho lo que has podido o te han permitido», y eso merece reconocimiento propio.	Felicítate por aplicar microhábitos en tu día a día y por estar regalándote la experiencia de leer este libro que es por y para ti.	Ten un gesto amable con alguien por el simple hecho de disfrutar de ser y sentirte amable (abrir una puerta, sonreír, etc.).
Acaríciate la nariz, la cara y el pecho. Dedica 2 minutos a tocarte de forma consciente y amorosa para conectar contigo.	Si has dejado de hacer una actividad que te gustaba, dedica 2 minutos a pensar en ella y en cómo podrías retomarla adaptándola a tu momento vital actual.	Dedica 2 minutos a preguntar a la gente que te conoce qué pódcast, libros, series, personas, películas, etc. creen que te harían feliz según su perspectiva.
Pregúntate qué puedes hacer ahora mismo para aliviar tu ansiedad y hazlo.	Escribe una preocupación y destrúyela (arrugar, borrar o eliminar).	Dedica 2 minutos a hacer alguna actividad que rompa con la monotonía del día a día, por ejemplo, sonreír, cantar, bailar, dibujar y, si te apetece, compártelo con alguien por videollamada.

Objetivo \ Mood	Motivado y enérgico	Relajado y tranquilo
No aferrarme al pasado	Anota algo que aprendiste de una experiencia difícil y agradece por ello.	Mira un objeto del presente y piensa en cómo te conecta con el ahora.
No trabajar tanto	Pon una alarma para recordarte hacer un descanso breve y consciente.	Dedica 2 minutos a mirar por la ventana y desconectar.
Apreciar las pequeñas cosas	Dedica 2 minutos cuando estés esperando a alguien para observar algo que te resulte bonito a tu alrededor.	Dedica 2 minutos a oler una flor, beber agua lentamente o saborear algo.
Ser yo mismo, no tratar de agradar a todos	Recuérdate una cualidad única que te hace especial.	Anota algo que haces solo porque te gusta, no porque sea «útil».
Aprender algo nuevo siempre que pueda	Busca en internet una curiosidad o dato interesante sobre algo que te intrigue (a mí me gusta mucho un pódcast que se llama *Tenía la duda*, de Judith Tiral).	Lee un párrafo de un artículo o libro que te interese.

Nervioso	Triste o desmotivado	Apático o aburrido
Escribe en un papel algo que quieres soltar y haz un ritual de despedida.	Dedica 2 minutos a perdonarte por algo pequeño que hiciste o no hiciste en el pasado.	Dedica 2 minutos a pensar qué rutina podrías cambiar o hacer de forma diferente.
Escribe una lista rápida de tareas que puedes delegar o eliminar.	Repite: «Es suficiente por hoy» y cierra tu ordenador o agenda.	Antes de entrar en el coche, cerrar la puerta de la oficina o meter la llave en la cerradura de tu casa, dedica 2 minutos a hacer consciente que has dejado de trabajar y que empieza tu vida personal.
Dedica 2 minutos a pensar en los detalles positivos que has tenido hoy, que otros han tenido, aunque no fuera contigo, o que te gustaría tener mañana.	Piensa en algo que das por sentado y agradécelo (como la luz del sol, las sábanas limpias o el aire fresco).	Observa a alguien haciendo algo cotidiano y reflexiona sobre lo importante que es que cada persona dedique buenas palabras y detalles a otras.
Pregúntate: «¿Esto lo hago por mí o por otros?» y ajusta si es necesario.	Dile una frase honesta a alguien cercano, sin miedo a cómo será recibida. Sé respetuoso/a en las formas.	Escribe una pequeña reflexión sobre algo que amas de ti mismo o de alguna vivencia que hayas tenido porque te gustaba a ti.
Mira un vídeo corto educativo sobre un tema que te preocupe o motive.	Pregunta a alguien sobre algo que sabe y que te gustaría aprender.	Busca una aplicación o recurso sencillo para empezar a explorar un nuevo tema o aprender una nueva habilidad.

Microhábitos para el desarrollo profesional

Objetivo \ Mood	Motivado y enérgico	Relajado y tranquilo
Establecer prioridades	Escribe 3 tareas clave del día y elige la más importante.	Reflexiona sobre una meta profesional mientras respiras profundamente.
Aumentar la productividad	Dedica 2 minutos a organizar tu espacio de trabajo para mayor eficiencia.	Revisa tu lista de tareas y elige solo una para enfocarte en el próximo bloque de tiempo.
Fomentar la creatividad	Escribe una idea nueva sobre un proyecto que te entusiasme.	Haz una pausa para dibujar o esquematizar una solución a un problema.
Fortalecer la comunicación	Envía un mensaje breve de agradecimiento o reconocimiento a un colega.	Practica una respuesta positiva para una situación laboral difícil.
Establecer conexiones profesionales	Envía una solicitud de conexión en LinkedIn con un mensaje personalizado.	Anota el nombre de una persona con la que te gustaría colaborar en el futuro.
Gestionar el tiempo de forma saludable	Pon una alarma para hacer una pausa consciente cada cincuenta minutos.	Dedica 2 minutos a revisar tu agenda y ajustar tus compromisos si es necesario.

Nervioso	Triste o desmotivado	Apático o aburrido
Haz una lista breve de tareas pendientes y elimina una que no sea urgente.	Divide una tarea grande en pasos pequeños y comienza por el más sencillo.	Cambia el orden de tu lista de tareas para priorizar algo interesante.
Usa un temporizador para avanzar en una tarea sin distracciones.	Elige una tarea pequeña y sencilla que puedas completar para ganar impulso.	Escribe un plan rápido para cambiar tu rutina laboral y mantenerte activo.
Escribe 3 posibles enfoques diferentes para abordar una tarea difícil.	Busca inspiración en un artículo, vídeo o libro sobre innovación.	Pregunta a un compañero cómo solucionaría un desafío que enfrentas.
Haz una pausa y piensa cómo expresar tu necesidad o preocupación de manera clara.	Escribe un correo breve para reconectar con un contacto profesional.	Pide *feedback* a un compañero sobre algo en lo que trabajaste.
Dedica 2 minutos a escribir un correo para agendar una reunión breve con un colega.	Revisa tus contactos y encuentra a alguien con quien puedas colaborar.	Busca un evento profesional o seminario que te motive a participar.
Respira profundamente y repite: «Puedo con esto, solo una cosa a la vez». Yo me digo: «De una en una, Bea», para evitar el *multitasking*.	Anota una actividad que puedas delegar o posponer y hazlo en este mismo momento.	Dedica 1 minuto a revisar si estás invirtiendo tu tiempo en algo útil para tus objetivos.

Objetivo \ Mood	Motivado y enérgico	Relajado y tranquilo
Mejorar habilidades profesionales	Busca un tutorial corto sobre una habilidad que quieras perfeccionar.	Dedica 2 minutos a escribir un aspecto profesional que te gustaría mejorar y ponte en marcha.
Mejorar el equilibrio trabajo-vida	Toma la decisión de decir «hasta aquí el trabajo de hoy» y cierra el ordenador, ni una palabra más.	Dedica 2 minutos a organizar un plan simple para tu tiempo libre después del trabajo.
Fortalecer el autoliderazgo	Escribe un propósito breve para tu jornada laboral de hoy.	Reflexiona sobre una buena decisión profesional importante que tomaste.

Microhábitos para disfrutar de la sexualidad y el erotismo

La sexualidad ha estado rodeada durante siglos de mitos, tabúes y creencias limitantes que han moldeado la manera en que las personas vivimos y experimentamos nuestro erotismo y placer. Por esta razón, me parecía importante incluir en

Nervioso	Triste o desmotivado	Apático o aburrido
Inscríbete en un curso corto online o guarda un enlace para revisarlo luego. Marca un día para consultar en bloques de dos minutos esos enlaces para que no se te olviden.	Busca un artículo breve especializado sobre una herramienta o técnica que te interese. A veces, leer estos artículos cuesta esfuerzo, pero aportan conocimiento extra.	Aprende un atajo con las teclas del ordenador o una técnica rápida para mejorar tu productividad diaria.
El ego no nos deja muchas veces parar de hacer cosas. Necesitamos reconocimiento. Es el momento de dedicar 2 minutos a analizar qué cosas haces por ego y puedes cambiar por tiempo que dediques a tu autocuidado.	Tómate un momento para pensar en algo no relacionado trabajo que te apasione. Es necesario tener planes alternativos porque, si no, el trabajo se expande tanto como horas tiene el día.	No trabajes cuando te sientas aburrido, tendemos a rellenar los vacíos con más trabajo. En su lugar, dedica 2 minutos a hacer un listado de cosas que te motiven y sácala cuando no sepas qué hacer.
Dedica 2 minutos a elegir qué microhábitos vas a regalarte esta semana.	Piensa en una meta personal o profesional que te inspire y escribe el primer paso para alcanzarla. No tardes más de 24 horas en ejecutarlo.	Si alguien te motiva por su liderazgo, escríbele y pregúntale qué actividades, lecturas o cursos puedes hacer para conocer más sobre él o ella.

el libro un apartado dedicado en exclusiva a este ámbito de bienestar personal.

La sexualidad no tiene edad ni reglas fijas. De hecho, como sucede con el resto de los aspectos vitales que hemos abordado anteriormente, también está en constante transformación: los cambios hormonales, las responsabilidades familiares o laborales, y las expectativas sociales a menudo influyen en cómo nos conectamos con nuestra sexualidad.

Esta sección te invita a dejar de lado los mitos y a descubrir pequeños microhábitos que, en solo unos minutos al día, pueden ayudarte a conectar con tu cuerpo, explorar tu erotismo y mejorar tu bienestar sexual. El placer no es un lujo; es una forma de autocuidado y una herramienta poderosa para vivir de manera más plena y auténtica.

Comencemos este viaje hacia una sexualidad consciente, libre y profundamente personal.

Desmontando mitos: ¿cómo se disfruta plenamente de la sexualidad?

El deseo sexual es una experiencia humana compleja que combina factores biológicos, psicológicos, emocionales y sociales. Es esa sensación de interés, motivación o atracción hacia la actividad sexual o la conexión íntima con nosotros mismos principalmente y, como algo extra, con otra u otras personas.

Básicamente, el deseo sexual es el impulso que nos lleva a buscar placer, contacto físico y conexión emocional. Sin embargo, no se limita solo a lo físico; también incluye aspectos como la imaginación, la fantasía y el deseo de intimidad emocional, lo que lo convierte en una experiencia profundamente personal y única para cada individuo.

Los miedos, prejuicios y sesgos cognitivos instaurados en nuestra psique a partir de la educación que hemos recibido y el contexto en el que hemos crecido condicionan, en muchos casos, la relación que aprendemos a tener con nosotros mismos. Es más, muchas personas piensan que, si no es con otra persona, no existe sexualidad. Este pensamiento erróneo las lleva a condicionar toda su vida sexual y a supeditarla a los gustos y deseos de otros.

Algunas de las frases que más resuenan en torno a este tema son:

«Si no tengo ganas, es porque algo está mal conmigo o con mi pareja».

«El deseo desaparece con la edad».

«Las relaciones de larga duración matan el deseo sexual».

«Los hombres siempre tienen más deseo que las mujeres», «Los hombres quieren siempre». «El deseo masculino es irrefrenable».

«Las mujeres no deberían expresar su deseo sexual abiertamente», «De las mujeres depende querer», «Lo está buscando».

«El deseo sexual debe ser espontáneo y depende de la atracción física».

«Tener fantasías sexuales es malo o inmaduro».

«Si te masturbas es porque no te sientes pleno en tu relación».

«Una pareja sin sexo no es una pareja, son solo amigos».

«Si empiezas, acabas».

Muchos de estos pensamientos están relacionados con creencias religiosas que pueden generarte sentimientos como culpa, vergüenza o represión. Otros están sesgados por el género. Tanto si eres hombre como si eres mujer, tienes a tu disposición un amplio catálogo de condicionamientos negativos sobre lo que se supone que debes sentir, hacer y, por supuesto, no hacer para complacer tus deseos sexuales.

La edad, junto con la creencia de que para mantener activa nuestra sexualidad es necesaria la presencia de otra persona, son otros dos de los grandes condicionantes mentales de la sexualidad humana.

Reinterpretar todas estas creencias con un enfoque más inclusivo y compasivo te ayudará a vivir la sexualidad de manera saludable y en armonía con los valores personales.

«Yo no me masturbo»

La sexualidad es una parte esencial de nuestra identidad. Es una forma de conectar con nuestro cuerpo, nuestras emociones y nuestras necesidades más íntimas. Sin embargo, a menudo se asocia erróneamente con la idea de que solo existe o tiene sentido en función de otra persona, como si necesitáramos a una pareja para validarla, disfrutarla o entenderla. Nada más lejos de la realidad.

Tu sexualidad es tuya, y eso significa que eres la única persona responsable de cómo la vives, la exploras y la disfrutas. Nadie puede conocerte mejor que tú mismo. La autoexploración y el autoconocimiento son fundamentales para descubrir qué te gusta, qué necesitas y cómo conectar con tu propio placer. Esto no solo te empodera, sino que mejora tus relaciones, porque puedes comunicar tus deseos de manera más clara y auténtica.

Recuerdo con mucho cariño el momento en el que conocí a la fisioterapeuta española Rocío Garrido y su proyecto «Lucha por tu chocho». Tuve la fortuna de compartir escenario en el TEDx Valencia con ella. En su charla, la cual te recomiendo encarecidamente tanto si eres mujer como hombre, explicó muy explícitamente la desconexión tan grande que existe entre nuestros genitales y el placer. El día antes de las charlas, todos los que vamos a exponer tenemos diez minutos para practicar. Me encantó lo explícita y espontánea que sonaba. Tanto que, al salir de las pruebas, le comenté a mi madre que al día siguiente vería a una chica que iba a enseñarle cómo era «su chocho». ¿Sabes cuál fue la respuesta de mi madre? «Uy, ¡qué obscena!». No voy a desvelarte más sobre la charla, prefiero que la disfrutes, lo que sí puedo decirte es que mi madre salió encantada, habiendo roto con muchos tabúes y con ganas de aprender más. Y no solo mi madre, la ovación fue generalizada.

Como decía, tu intimidad es un espacio de conexión contigo misma. Es un lugar donde puedes ser auténtica, sin juicios ni presiones externas. Cuidar de tu intimidad implica diez microhábitos de autocuidado básicos:

1. Dedica tiempo a explorar tu cuerpo, entender tus fantasías y disfrutar de momentos de placer en soledad. Esto no solo es natural, sino que es una forma poderosa de reforzar tu autoestima. Y, por supuesto, masturbarse no tiene absolutamente nada que ver con tener carencias afectivas o sociales, ¡otro gran mito!
2. No digas nunca que sí si es que no. Me da igual la edad que tengas, el tipo de relación que mantengas o tu miedo a no cumplir expectativas. Y si por alguna razón lo has estado haciendo todo este tiempo, es el momento de cuidar de tu bienestar emocional y físico aprendiendo a decir que no.
3. Evita las experiencias tóxicas. Hay muchas personas con una versión muy distorsionada de lo que es la se-

xualidad y el placer. Aceptar prácticas que te hacen sentir incómodo puede condicionar fuertemente el autoconcepto que tienes sobre tu propia sexualidad y autoestima.

4. Que no te guste algo no te hace ser menos sexual ni deseable. Es más, cuanto mejor te conozcas, más libremente disfrutarás de tu sexualidad.
5. No te calles. Si algo no te gusta, dilo y toma las medidas oportunas para que no se repita.
6. Tener fantasías sexuales es libre. Tan libre como lo es soñar. No te sientas mal o culpable por excitarte con ellas.
7. Puedes hablar abiertamente o no sobre tus gustos o fantasías. Nadie debería presionarte nunca para que lo hagas. Si no te sientes en un entorno seguro o simplemente no quieres entrar en ciertas conversaciones, estás en todo tu derecho. Usa la fórmula del pero que hemos aprendido y establece claramente tus límites.
8. El orgasmo no es el fin de la sexualidad. No tienes que llegar al orgasmo cada vez que te masturbas ni para decir que has tenido una relación sexual plena.
9. No te compares con los demás. Cada persona tiene su propio ritmo y sus formas únicas de vivir la sexualidad.
10. El porno no tiene nada que ver con la sexualidad. Las prácticas que se exponen en este tipo de películas no representan la generalidad de gustos e intereses sexuales de las personas. Es un género cinematográfico más, como el de acción, y no a todo el mundo nos gustan las películas de tiros, guerras y enfrentamien-

tos. Además, está fuertemente condicionado por la presencia de personajes y roles asociados a sesgos y creencias limitantes.

Por los motivos que sea, cuando hablamos de sexualidad o disfrute, existe una tendencia generalizada a delegar esta práctica en otra persona. En este punto, me gustaría tratar directamente el tema de la responsabilidad sexual y afectiva para con uno mismo.

«Sin pareja no seré capaz de disfrutar plenamente de mi sexualidad»

¿Por qué ponemos en otras personas una responsabilidad que es individual y tan íntima? Esta creencia pone mucha presión y llena de creencias limitantes la relación sexual que establecemos con nosotros mismos.

Si esperas que otra persona sea quien se encargue de hacerte sentir deseada, satisfecho o plena, estás poniendo una enorme carga sobre esa relación y, sobre todo, estás delegando un aspecto vital de tu existencia en otro ser humano que tiene gustos, intereses, vivencias y necesidades diferentes a las tuyas. Nadie más que tú puede ser la protagonista de tu bienestar sexual. Si no asumes esa responsabilidad, corres el riesgo de depender emocional y sexualmente de otros, lo que puede generar frustración y conflictos.

Momentos de autoexploración, fantasías o incluso pausas en la actividad sexual no te invalidan ni disminuyen tu capacidad para sentirse pleno/a.

Hablar de sexualidad no es solo hablar de placer físico,

también implica cuidarte emocional y mentalmente. Aquí entra en juego la responsabilidad afectiva con uno mismo, que significa reconocer nuestras necesidades y emociones, y atenderlas con respeto y compasión.

Te propongo un pequeño ejercicio de reflexión. Dedica los próximos dos minutos a preguntarte qué te excita. Estoy convencida de que en el mismo momento de leer la propuesta se te ha venido algo a la cabeza. ¿Qué emoción te ha generado? ¿Positiva o negativa? Si es positiva, estás de enhorabuena, ese es el camino de la autoexploración. Si es negativa, pregúntate por qué. ¿Está implicada otra persona? ¿Te genera sentimientos encontrados o de culpa? ¿Es una práctica sexual ilegal?

El primer paso para llevar una vida sexual plena es precisamente conocerse mejor. Con las luces y las sombras que cada uno tengamos. Si en este ejercicio descubrimos que todas las cosas que nos excitan nos generan emociones negativas, en la sección anterior tenemos ya muchos microhábitos para lidiar con ellas.

Aun así, te aconsejo que, en el caso de sentir una fuerte contradicción, acudas a un profesional de la sexología para abordar abiertamente los cuestionamientos o sesgos que subyacen bajo esas emociones. Una gran profesional en este ámbito es la española Sonia Encinas.

Conocí a Sonia en una comida con otras emprendedoras y, como en el caso de Rocío, me fascinó lo fácil que exponía su trabajo como comunicadora, sexóloga y docente. De hecho, ha publicado varios libros; de todos ellos, hay uno que va dirigido a erradicar los estigmas sobre la masculinidad tóxica. Se titula *El niño que quería dar abrazos* y fue el primer libro que le compré a mi hijo. Me encantaría que, como miembro de las próximas generaciones, sea capaz de disfrutar de una sexualidad libre de sesgos y prejuicios sociales.

Y para los que ya hemos sido, en cierta manera, condicionados por lo vivido hasta la fecha, la clave está en asumir la responsabilidad de tu sexualidad y tu afectividad, cuidarla y disfrutarla como una expresión de tu bienestar físico, emocional y mental.

A fin de cuentas, cuidar de tu intimidad es también un acto de amor propio. Y cuando ese amor propio es fuerte, puedes compartir tu sexualidad con otros, si es lo que deseas, desde un lugar de plenitud y no de carencia o dependencia.

«No puedo vivir sin sexo»

Aunque los términos «sexo», «sexualidad» o «erotismo» suelen utilizarse de manera indistinta, cada uno tiene un significado distinto y representa aspectos únicos de nuestra experiencia humana. Comprender estas diferencias es fundamental para vivir una vida sexual más plena, saludable y consciente.

El término **sexo** suele referirse al acto físico relacionado con la actividad sexual. Se centra en el contacto físico y en las acciones que buscan placer, conexión o reproducción, como la masturbación o las relaciones sexuales que podemos tener con otras personas. Puede incluir relaciones sexuales, caricias, besos o cualquier tipo de contacto erótico. Implica la estimulación de los órganos sexuales y de otras partes del cuerpo con el fin de obtener placer o de satisfacer un impulso sexual.

El sexo se refiere al acto en sí, sin involucrar necesariamente emociones profundas o sin que haya una conexión más allá de lo físico.

Por su parte, la **sexualidad** incluye toda la experiencia emocional, psicológica y cultural que envuelve tu identidad sexual.

Dentro de la sexualidad, se encuentra el **erotismo**. El erotismo es una expresión de la sexualidad que se enfoca en los elementos más subjetivos y simbólicos del placer. No tiene que limitarse a los momentos de intimidad sexual, puede estar presente en pequeños detalles cotidianos que conectan con el placer y la sensualidad, como disfrutar del sabor de un alimento, escuchar una música que despierte emociones, compartir una mirada profunda con alguien especial o apreciar el roce de una textura suave en la piel.

El erotismo es una fuerza poderosa que nos conecta con nuestra capacidad de sentir, imaginar y disfrutar. Es una expresión del deseo que va más allá de lo físico, involucrando los sentidos, las emociones y la creatividad.

Si bien hay muchas personas que piensan que la falta de sexo es una carencia vital, la base de dichas carencias puede ser la concepción errónea que tengamos sobre nuestra propia sexualidad e incluso la ausencia de erotismo y sensualidad en nuestro día a día.

La sensualidad es la capacidad de percibir y disfrutar los estímulos de los sentidos (vista, oído, olfato, gusto y tacto) de una manera consciente y placentera. A diferencia del erotismo, que está más vinculado al deseo sexual, la sensualidad es una experiencia más amplia y no necesariamente sexual. Tiene que ver con estar presente en el momento, sintiendo y apreciando los pequeños detalles que el mundo nos ofrece a través de nuestros sentidos.

Contemplar el atardecer, acariciarse, ponerse una camisa bonita o escuchar nuestra canción favorita pueden ser microhábitos muy prácticos para cultivar nuestra sensualidad. Cuando ponemos consciencia en mejorarla, ganamos capacidad de erotismo y cuando esto sucede, conectamos con mayor plenitud con nuestra sexualidad y, por supuesto, también con el disfrute del sexo.

Te diría que se puede vivir sin sexo, pero que no se puede disfrutar de la vida desconectados de nuestra sensualidad. Es como vivir desconectados de nuestros sentidos, y neurofisiológicamente eso es imposible.

Puedes obviar la información que te aportan tus sentidos, eso sí es posible, pero desconectar un sentido solo es posible si existe una patología o sufres un accidente o una intervención quirúrgica.

¿Eras consciente de todo esto que te acabo de explicar, del poder que tiene la sensualidad en tu sexualidad? Es probable que, aun conociendo los términos, desconocieses el efecto que tienen en nuestro bienestar físico y emocional.

Pues bien, es el momento de aprender microhábitos que nos conecten plenamente con nuestra sensualidad. ¡A por ello!

Microhábitos para mejorar la sexualidad y el erotismo

Objetivo / Mood	Motivado y enérgico	Relajado y tranquilo
Conectar con los sentidos	Elige olores placenteros para tus geles de baño y regálate una ducha de dos minutos siempre que te apetezca tener una experiencia sensorial.	Siente la textura de una prenda suave o el roce de una manta sobre tu piel.
Explorar el placer personal	Dedica 2 minutos a acariciar tus manos o tus brazos, sintiendo cada movimiento con atención plena.	Aplícate una crema o aceite en la piel, concentrándote en su aroma y textura, y masajea la zona con intención erótica no solo sensual.
Redescubrir el erotismo personal	Anota una fantasía o deseo que siempre hayas querido explorar, sin juicios, y busca la posibilidad de experimentarla en formato real o virtual.	Observa tu reflejo en el espejo y enfócate en pensar como tocarías eróticamente una parte de tu cuerpo que te guste.

Nervioso	Triste o desmotivado	Apático o aburrido
Frota tus manos para generar calor y colócalas en tus mejillas, pecho, tripa o genitales mientras respiras.	Prueba un aroma agradable como un aceite esencial o un perfume que te guste mientras pones música de fondo.	Observa algo cotidiano (una planta, un objeto) y busca detalles en los que nunca te habías fijado.
Hazte un breve automasaje en el cuello, los hombros y el pecho para liberar tensiones mientras imaginas una situación que te excite.	Dedica tiempo a un baño caliente y siente cómo el agua relaja tu cuerpo y penetra por todos los poros de tu piel.	Tócate íntimamente para descubrir nuevas formas de experimentar placer. Prueba nuevas zonas, movimientos y respiraciones/jadeos.
Lee una frase sensual de un libro o un poema y piensa cómo te hace sentir.	Visualiza una escena placentera que despierte tu imaginación y escribe o graba un audio explicándote cómo te gustaría vivirla.	Experimenta con algo nuevo, como probar un tejido o material que te intrigue (seda o terciopelo). ¿Cómo sientes el roce con tu piel?

Objetivo \ Mood	Motivado y enérgico	Relajado y tranquilo
Reducir el estrés sexual ampliando la imaginación erótica	Dedica 1 minuto a respirar profundamente, enfocándote en cómo tu cuerpo se relaja y tócate íntimamente, no solo la zona genital, todo el cuerpo o aquellas zonas que te exciten.	Escucha música suave y enfócate únicamente en las sensaciones que te genera. Aprovecha para regalarte palabras de aprecio que eleven la sensación de sensualidad.
Cuidar la intimidad contigo misma	Reserva 2 minutos para sentarte en un lugar cómodo y simplemente estar contigo misma.	Apaga las pantallas y disfruta de un momento de silencio, prestando atención a tu respiración y a tu cuerpo, a cómo se relaja poco a poco.

Nervioso	Triste o desmotivado	Apático o aburrido
Estira los brazos y piernas mientras visualizas la tensión saliendo de tu cuerpo; cuando haya salido, acaríciate íntimamente para experimentar los diferentes estados físicos que tiene tu cuerpo.	Acaríciate el pelo, baja por las orejas hasta la boca. Sigue por el cuello, el pecho y la tripa. Alcanza la zona genital, pero acaricia los alrededores. Pon el foco en cómo tu respiración se acelera y cambia según te regalas, cariño, cercanía y, por qué no, sexo.	Dedica 2 minutos a buscar nuevas prácticas sexuales, testimonios de personas sobre cómo disfrutan del sexo, relatos eróticos o pódcast que aviven tu imaginación y te muestre muchas formas de excitarte y por muchos motivos diferentes.
Escribe en un diario cómo te sientes hoy y qué necesitas para cuidarte mejor.	Crea un pequeño espacio en tu casa que sea solo para ti, con objetos que te transmitan calma.	Organiza una caja o lugar con cosas que te hagan sentir bien (velas, cremas, libros, etc.).

3

«Mi día en tres microhábitos», el método hacia los grandes hábitos

Ahora que ya hemos aprendido muchos microhábitos, en las siguientes páginas compartiré contigo ejemplos prácticos, testimonios y un método que te permitirá pasar de los microhábitos a los grandes hábitos y ver los resultados. ¡Vamos a por ello!

Hemos escuchado miles de veces que los grandes cambios comienzan con un pequeño paso, pero la verdadera cuestión es: ¿qué sucede después de dar ese primer paso? ¿Cómo logramos que los microhábitos se conviertan en un auténtico estilo de vida, que se mantengan en el tiempo? Aquí es donde radica el desafío. Empezar resulta fácil gracias a la simplicidad de los microhábitos, lo complicado es encontrar una estructura sencilla y que se pueda disfrutar, una que, como si de un leve empujón se tratara, te ayude a convertir los pequeños pasos en grandes transformaciones.

Al imaginar la mejor forma de incorporar microhábitos a tu rutina diaria, la primera palabra que me viene a la cabeza es *flow*, «fluir». El «estado de *flow*» es una experiencia psicológica de inmersión en la que sientes que todo fluye física y mentalmente, sin presiones. Disfrutas tanto de lo que estás haciendo o viviendo que llegas a perder la noción del tiempo

¡y hasta del yo!, como cuando estás charlando animadamente con una de tus mejores amigas y, cuando te quieres dar cuenta, han pasado horas. O como cuando te sumerges en un libro que te encanta, saboreas el café recién hecho por la mañana, escuchas un pódcast que te atrapa o te sientas frente al mar a observar las olas y respirar la brisa marina. Es una experiencia personal que, además de reconfortar, recarga tu energía.

No quiero que mi vida, ni la tuya, se limite a contar logros como si fuesen calorías. Ni que añadir microhábitos a tu rutina se convierta en una carga más en tu agenda. Quiero que cada acción sea un regalo para ti, un «chupito de *flow*» que te haga sentir bien por dentro y por fuera, sin tensión ni obligaciones desmesuradas.

Ese es el origen de mi propuesta: «Mi día en tres microhábitos», un método diseñado para que cada vez que te regales uno de estos pequeños gestos de autocuidado convertido en microhábito, actives tu bienestar y te des permiso para disfrutar de un estado de fluidez y satisfacción inmediata.

¿Por qué tres microhábitos diarios?

Agrupar microhábitos en bloques de tres tiene un poderoso respaldo psicológico y neurocientífico:

1. **Conecta con ideas universales**: cuerpo, mente y espíritu; pasado, presente y futuro; antes, durante y después; o inicio, desarrollo y final. El número tres es casi mágico para la mente humana.
2. **Nuestra memoria de trabajo procesa mejor pequeños grupos** de entre 3 y 7 elementos. Si optas por tres, evi-

tas la sobrecarga y te resultará mucho más sencillo recordarlos.

3. **Se adapta a la Economía del Comportamiento** de Daniel Kahneman, que explica que demasiadas opciones paralizan la acción. Tres microhábitos simplifican la toma de decisiones y mejoran tu motivación.

Es mucho más sencillo recordar diariamente tres acciones concretas, como caminar mientras hablas por teléfono, incluir una pieza de fruta en cada comida o disfrutar cada mañana del tacto de la ropa que te pones, que intentar memorizar una lista larga y complicada de buenos propósitos.

Curiosamente, los famosos veintiún días que muchas empresas de marketing utilizan como estrategia de venta también se agrupan en bloques de tres semanas. ¿Por qué? Porque organizar la información que le damos a nuestra mente de esta forma resulta un desafío «alcanzable y creíble».

Es una estructura intuitiva, nuestro cerebro percibe el bloque de tres como completo y armonioso, lo que ayuda a interiorizar los microhábitos de forma natural.

Dos versiones del método «Mi día en tres microhábitos»

He ideado dos versiones de esta fórmula para que puedas elegir la que mejor encaja con el momento en el que te encuentras:

1. **Versión reducida**: regálate tres microhábitos al día sin planificación previa.

2. **Versión completa**: sigue la guía de tres pasos para convertir esos microhábitos en grandes hábitos y alcanzar objetivos de autocuidado más ambiciosos.

Ambas versiones son muy potentes y tienen efectos positivos en tu salud y bienestar. Tu única tarea es elegir cuál se adapta mejor a ti en este instante y disfrutar.

Versión reducida

La primera versión (y la más exprés) consiste en **regalarte tres microhábitos al día**. Así de fácil. Cada vez que completes uno, simplemente reconoce tu logro con un: «¡Bien hecho!».

Cuantos más microhábitos celebres conscientemente, más predispuesta estarás a dar el siguiente paso para subir otro escalón.

Ejemplo rápido:

- *Alimentación*: escucha durante unos segundos los sonidos de los alimentos mientras los masticas, como el crujir de una verdura o del pan. Así conectarás el sentido del oído con la experiencia de comer y promoverás una alimentación consciente.
- *Digitalización saludable*: dedica diez segundos a hacer ejercicios de enfoque (gimnasia ocular) antes de consultar tus redes sociales o el correo electrónico. Mira algo cercano y luego algo a distancia para reducir el impacto de la luz azul en tus ojos.

- *Desarrollo personal*: al final de cada día, reflexiona sobre tu jornada imaginando que eres otra persona. Este microhábito te ayudará a ver las cosas desde otra perspectiva y a mejorar tu autoconocimiento.

¡Y ya está! Estos tres «chupitos de *flow*» te darán la motivación necesaria para seguir añadiendo microhábitos, uno tras otro, con total fluidez.

Consejo práctico: asocia los microhábitos a las señales del día a día

Recuerda el ciclo de creación de hábitos: **señal → rutina (microhábito) → recompensa**.

Las señales son las que disparan la rutina. En este caso, puedes apoyarte en ellas para seleccionar de forma consciente los microhábitos que mejor se adapten a tu estado mental o momento vital. Te pongo un ejemplo.

Imagina que quieres reducir la ingesta de sal o de azúcar añadido. Podrías elegir los microhábitos asociándolos a:

- Momentos del día (al despertar, durante la jornada laboral, por la noche…): tomaré el café de por la mañana sin azúcar o con la mitad del que suelo echar; o durante la jornada laboral, es decir, de lunes a viernes, eliminaré la sal de las comidas.
- Lugares (en la oficina, en casa, en los bares…): en la oficina, no añadiré azúcar a las bebidas que tome; en los bares, no echaré más sal a las comidas del menú.
- Personas (familia, compañeros de trabajo, amigos…):

en las comidas con mi familia, no voy a echar azúcar o sal a los alimentos (o las reduciré a la mitad).
- Emociones (tristeza, ansiedad, felicidad, alegría…): cuando me sienta triste no elegiré alimentos con azúcar, como el helado; y si lo hago, que sean sin azúcar añadido; o cuando celebre algo que me hace feliz, tomaré fruta fresca en vez de postres azucarados.

Seré aún más concreta: podemos sustituir la frase «Cuando tengo hambre en la oficina, me como unas tortitas de arroz porque me calman y son fáciles de transportar» por «Cuando tengo hambre en la oficina, me como un puñado de frutos secos, porque, además de saciar mi apetito, son más saludables que las tortitas».

El ejercicio que te propuse en el capítulo 1 te ayudará a saber qué señales suelen ser las que te impulsan a crear rutinas en tu día a día. También te servirá de guía para buscar, entre los muchos microhábitos, alternativas saludables a las rutinas negativas que hayas identificado.

Para mí, este sería el primer paso: experimentar, probar primero con uno, luego con otro y así sucesivamente hasta elegir los tres microhábitos diarios que te recomiendo.

Versión completa: del «Yo nunca he…» al «Me atrevo con todo»

Volvamos a hacernos esta pregunta: **¿cómo logramos que los microhábitos se conviertan en grandes hábitos?** ¡Te lo muestro a continuación!

He diseñado un plan de tres sencillos pasos para ir de pequeñas acciones de dos minutos a transformaciones relevantes:

Paso 1. Selecciona tres categorías

Elige tres categorías en las que quieras mejorar (o una sola con tres objetivos). Por ejemplo, alimentación, descanso y movimiento (¡la tríada más común para comenzar!).

Paso 2. Define tus objetivos

Pregúntate qué objetivos deseas alcanzar en cada categoría. Es importante que sean claros y alcanzables y que estén alineados con tus prioridades.

- Si has elegido la categoría de alimentación, quizá quieras reducir el consumo de ultraprocesados.
- Si has optado por la de descanso, tal vez tu objetivo sea acostarte más temprano.
- Y si lo tuyo es el movimiento, puede que busques caminar más en tu día a día.

Puedes mantener ese foco en los próximos tres meses y, cambiar cuando termine ese plazo. Lo básico es que esos objetivos sean lo bastante importantes como para llevarte a la acción.

Paso 3. Escoge tres microhábitos diarios

El último paso es **regalarte tres microhábitos al día** vinculados de alguna forma a las categorías que has seleccionado.

- Puedes repetir los mismos durante semanas, incluso meses, o ir variando diariamente según tu estado de ánimo.
- Lo esencial no es el microhábito en sí, sino el «chupito de *flow*» que te regalas cada vez que lo practicas de forma consciente.

Roberto cuenta cómo lo hizo: «La primera semana elegí tres microhábitos relacionados con el movimiento: bajar las escaleras, sentarme en el suelo de casa para obligarme a ponerme de pie con más frecuencia y levantarme a caminar durante las llamadas. Pasados unos días, me di cuenta de que ya los hacía sin pensar, así que añadí tres más y, casi sin darme cuenta, pasé de incluir tres microhábitos a incluir seis en mi rutina».

¡Ese es el poder de los microhábitos bien elegidos y disfrutados!

Consejo práctico: añade una dosis de «suma y resta»

Es decir, piensa en microhábitos que:

- **Sumen** comportamientos positivos (por ejemplo, «voy a beber un vaso de agua cada vez que pase por la cocina»).
- **Resten** conductas negativas (por ejemplo, «voy a reducir la cantidad de azúcar que añado al café»).

La clave es la flexibilidad. Si un día no te apetece subir o bajar por las escaleras, no pasa nada, prueba con otro: deja caer intencionalmente un objeto pequeño al suelo cada una o dos horas (como un bolígrafo) y recógelo con una postura de sentadilla o de flexión de cadera; o cada vez que te levantes, intenta volver a sentarte, así te levantarás dos veces en lugar de una. Recuerda que tenemos opciones infinitas, ¡la meta es que sea sencillo y que te genere bienestar, no estrés!

Ejemplo práctico de aplicación

A continuación, comparto una tabla resumen con ideas de microhábitos que suman y restan para las tres categorías y objetivos que hemos seleccionado. Podrás usarla de ejemplo para comenzar a incluir microhábitos de movimiento, descanso y alimentación:

Categorías y objetivos / Mes	Movimiento «Quiero aumentar mi actividad física diaria»	Descanso «Deseo ser capaz de acostarme más temprano»	Alimentación «Me gustaría reducir la ingesta de ultraprocesados en días laborables»
Mes 1	**Suma:** Durante el día, practica movimientos suaves de afirmación y negación con la cabeza. Este sencillo ejercicio fortalece el cuello, mejora la postura y reduce la tensión cervical.	**Suma:** Establece una hora fija para acostarte todos los días.	**Suma:** Incorpora una pieza de fruta diaria y un puñado de frutos secos como *snack* a media mañana. Te saciará y llegarás a la hora de la comida con menos sensación de hambre.

	Resta: Evita estar sentada más de 1 hora seguida.	**Resta:** No uses pantallas media hora antes de dormir.	**Resta:** Reduce la ingesta de *snacks* ultraprocesados a una vez por semana o a una comida a la semana.
Mes 2	**Suma:** Dedica un minuto a caminar hacia atrás en un espacio seguro, como en casa o en un parque vacío. Este ejercicio activa los músculos de una manera diferente, mejora el equilibrio y rompe la rutina de movimiento habitual.	**Suma:** Cada día, lee durante 5 minutos algo físico (como una revista o un libro) en lugar de contenido digital. Este hábito calma la mente y reduce la fatiga visual.	**Suma:** Prepara *snacks* saludables en casa una vez a la semana, por ejemplo, regálate «los jueves vegetales».
	Resta: Evita el ascensor en trayectos cortos.	**Resta:** Limita el consumo de cafeína o teína después de las cinco de la tarde.	**Resta:** Elimina los refrescos azucarados de las comidas o limítalos a una sola comida a la semana (a dos como mucho).

Categorías y objetivos / Mes	Movimiento «Quiero aumentar mi actividad física diaria»	Descanso «Deseo ser capaz de acostarme más temprano»	Alimentación «Me gustaría reducir la ingesta de ultraprocesados en días laborables»
Mes 3	**Suma:** Baila una canción (o tres) que te guste.	**Suma:** Cada hora, levanta tus brazos y enfoca las palmas hacia arriba. Este pequeño movimiento activa la circulación y alivia la tensión acumulada en las manos.	**Suma:** Asocia un sabor específico con un estado emocional (menta para la calma, canela para la energía…) y recurre a él cuando necesites equilibrar tu estado de ánimo. Este hábito ancla emociones en sensaciones gustativas.
	Resta: Evita el uso del coche para trayectos de menos de 1 km.	**Resta:** Configura una alarma diaria para revisar tus notificaciones solo una vez al día; apágalas el resto del tiempo. Este sistema te da un mayor control y reduce las interrupciones.	**Resta:** Reduce el consumo de pan blanco a una comida a la semana; los demás días elige pan integral (si puede ser 100 % integral mejor).

Categorías y objetivos / Mes	Movimiento «Quiero aumentar mi actividad física diaria»	Descanso «Deseo ser capaz de acostarme más temprano»	Alimentación «Me gustaría reducir la ingesta de ultraprocesados en días laborables»
Mes 4	**Suma:** Programa una alarma al final de tu jornada laboral y dedica 2 minutos a realizar una microrrutina de activación física (flexiones, sentadillas, zancadas, etc.).	**Suma:** Cada vez que apagues la pantalla de tu dispositivo, realiza un movimiento de cierre, como juntar tus manos o cerrar los ojos. Este acto simbólico refuerza el acto de desconectarse.	**Suma:** Añade una ración de vegetales o fruta en las comidas principales (desayuno, comida y cena).
	Resta: Evita largos períodos de inactividad (camina al menos 2 minutos cada hora).	**Resta:** No consumas bebidas energéticas después de las cinco de la tarde.	**Resta:** Evita comer mientras ves la televisión o alguna otra pantalla. Te ayudará a tener una alimentación más consciente.
Mes 5	**Suma:** Dedica 2 minutos al día a realizar movimientos que activen ambos lados del cuerpo (levanta brazos y piernas opuestas, por ejemplo).	**Suma:** Antes de encender cualquier pantalla por la mañana, dedica un momento a observar la luz natural. Este hábito te ayudará a ajustar tu ritmo circadiano y evitará el choque visual directo con la pantalla.	**Suma:** En cada comida, dedica cinco segundos a oler y saborear el primer bocado. Al comenzar poniendo atención plena, conectas con el momento y disfrutas más, además de ayudar a la digestión y de evitar comer en exceso.

	Resta: Reduce el tiempo que pasas en las redes sociales dejando el móvil a un lado cuando lleves más de 2 minutos con él.	**Resta:** Evita dormir con el móvil cerca de la cama, déjalo en otra habitación.	**Resta:** Cada noche, dedica un minuto a limpiar y organizar la cocina. Este pequeño ritual marca el «final alimenticio» del día y crea un espacio ordenado para tomar decisiones alimenticias conscientes al día siguiente.
Mes 6	**Suma:** Camina 2 minutos antes de entrar en el coche o antes de entrar en tu casa después de la jornada laboral.	**Suma:** En cualquier momento del día, párate, relaja los hombros y balancea los brazos hacia adelante y hacia atrás durante unos segundos. Este balanceo libera tensiones, activa la circulación y ayuda a relajar la parte superior del cuerpo.	**Suma:** Antes de cada comida principal, toma un vaso de agua lentamente. Este gesto prepara el sistema digestivo, ayuda a reducir la ansiedad y, en muchas ocasiones, puede prevenir el consumo excesivo de alimentos.
	Resta: Evita escaleras mecánicas o ascensores y sube o baja escaleras.	**Resta:** Crea un espacio en tu hogar donde los dispositivos estén prohibidos, como el comedor o el dormitorio. Este hábito refuerza la conexión humana y fomenta la desconexión digital.	**Resta:** Limita la ingesta de fritos a una vez por semana; si te gustan mucho, intenta usar una freidora de aire caliente.

Categorías y objetivos / Mes	Movimiento «Quiero aumentar mi actividad física diaria»	Descanso «Deseo ser capaz de acostarme más temprano»	Alimentación «Me gustaría reducir la ingesta de ultraprocesados en días laborables»
Mes 7	**Suma:** Llama a un amigo o a un familiar mientras caminas 2 minutos (¡o más!) por tu casa.	**Suma:** Cada vez que sientas tensión, ponte de pie y respira profundamente mientras intentas mantener el equilibrio sobre un pie durante 5 respiraciones. Este ejercicio fortalece el *core* y ayuda a reenfocar la mente.	**Suma:** Cada semana, incorpora una textura distinta en tu dieta (como frutos secos o semillas en una ensalada). Este cambio activará tus sentidos, diversificará tu alimentación y evitará la monotonía en tus platos.
	Resta: Cada vez que cambies de tarea, regálate 30 segundos para estirar una parte del cuerpo: brazos, hombros, cuello o piernas. Este simple hábito evita la rigidez y mejora la circulación, permitiéndote mantener el cuerpo activo durante el día sin hacer grandes interrupciones.	**Resta:** Cada vez que apagues el teléfono, coloca tu mano encima unos segundos, como un acto de despedida. Este sencillo gesto simboliza la separación y el autocontrol en la vida digital.	**Resta:** Una vez a la semana, atrévete a no comer durante un minuto mientras miras tu plato. Esta pausa ayuda a reducir la ansiedad y mejora la relación con la comida.

Categorías y objetivos / Mes	Movimiento «Quiero aumentar mi actividad física diaria»	Descanso «Deseo ser capaz de acostarme más temprano»	Alimentación «Me gustaría reducir la ingesta de ultraprocesados en días laborables»
Mes 8	**Suma:** Establece una alarma aleatoria en tu teléfono que te recuerde que tienes que levantarte y hacer un movimiento inesperado, como un giro o un estiramiento largo.	**Suma:** En cualquier momento de espera, realiza pequeños movimientos imperceptibles, como contracciones de los abdominales, de los glúteos o del suelo pélvico. Fortalecerás estos músculos y te activarás sin hacer un gran esfuerzo.	**Suma:** Elige un bocado de cada comida y mastícalo durante 30 segundos. Este ejercicio ayuda a mejorar la digestión y a tomar conciencia de las texturas y sabores.
	Resta: Huye del *scroll* en el móvil o, si no puedes evitarlo, camina mientras lo consultas.	**Resta:** Imagínate envolviendo tus emociones negativas en un color específico y luego observa cómo se disuelven o cambian de color. Este ejercicio visual de 10 segundos reduce la intensidad de las emociones difíciles que no te dejan descansar mentalmente.	**Resta:** Reduce el consumo de embutidos ultraprocesados en desayunos o de *snacks* salados como las tortitas de arroz o los cereales ultraprocesados. Cámbialos por huevos revueltos, yogur natural, piezas de embutido curadas (queso, lomo, jamón serrano o ibérico, etc.).

Categorías y objetivos / Mes	Movimiento «Quiero aumentar mi actividad física diaria»	Descanso «Deseo ser capaz de acostarme más temprano»	Alimentación «Me gustaría reducir la ingesta de ultraprocesados en días laborables»
Mes 9	**Suma:** Sin música, mueve el cuerpo al ritmo de tu respiración durante 1 minuto.	**Suma:** En momentos de estrés o cuando te sientas vulnerable, tómate 5 segundos para cruzar los brazos y abrazarte. Este gesto, aunque breve, genera una sensación de confort y autocuidado.	**Suma:** En cada comida, intenta comer un bocado con las manos. Sentir la textura y el peso de los alimentos antes de consumirlos mejora la conexión sensorial y la relación con la comida.
	Resta: Evita transportes motorizados para distancias cortas.	**Resta:** En momentos de ansiedad o tristeza, escribe mentalmente una palabra positiva en la palma de tu mano, como «calma» o «paz», y observa cómo esta sensación te inunda reduciendo la tensión.	**Resta:** Cada vez que tomes un bocado, deja los utensilios en la mesa y respira profundamente antes del siguiente. Esto ralentiza el ritmo y ayuda a la digestión, además de reducir la ansiedad.

Categorías y objetivos \ Mes	Movimiento «Quiero aumentar mi actividad física diaria»	Descanso «Deseo ser capaz de acostarme más temprano»	Alimentación «Me gustaría reducir la ingesta de ultraprocesados en días laborables»
Mes 10	**Suma:** En un espacio seguro, camina durante 10 segundos con los ojos cerrados. Esto desarrolla el equilibrio, la propiocepción y una conexión mental más profunda con el cuerpo.	**Suma:** Escoge un dedo de la mano y cada vez que te sientas bien, presiónalo suavemente. Eventualmente, presionar ese mismo dedo desencadenará el mismo estado emocional positivo cuando lo necesites.	**Suma:** Prepara una ensalada creativa una vez por semana que incluya proteína (frutos secos, salmón, huevo cocido, etc.).
	Resta: Reduce el tiempo que pasas sentada mientras ves series o películas permaneciendo 2 minutos de pie cada hora .	**Resta:** Antes de dormir, imagina que te quitas el estrés, como si te sacudieras el polvo, empezando por la cabeza y hasta los pies. Te ayudará a liberar las tensiones del día antes de dormir.	**Resta:** Evita salsas procesadas en las comidas (elige aliños saludables como el aceite de oliva, el vinagre de manzana o las especias).

Categorías y objetivos / Mes	Movimiento «Quiero aumentar mi actividad física diaria»	Descanso «Deseo ser capaz de acostarme más temprano»	Alimentación «Me gustaría reducir la ingesta de ultraprocesados en días laborables»
Mes 11	**Suma:** Regálate pausas activas durante el trabajo (2 minutos cada hora).	**Suma:** Escribe tres palabras que te inspiren emocionalmente en una nota adhesiva y colócala donde puedas verla. Cada vez que te sientas con el ánimo bajo, repite esas palabras para provocar emociones positivas.	**Suma:** Alterna entre alimentos fríos y calientes en un mismo plato, como una ensalada que lleve algún componente caliente. Esta combinación de temperaturas activa los sentidos y hace la experiencia más placentera.
	Resta: Mientras te cepillas los dientes o esperas algo, intenta sostenerte sobre una pierna y mantener el equilibrio. Esto mejora la coordinación y fortalece los músculos de las piernas y el *core*.	**Resta:** Elimina las bebidas azucaradas antes de dormir, incluyendo las infusiones si les echas azúcar.	**Resta:** En cada comida, toma un bocado con los ojos cerrados para enfocarte únicamente en la textura y el sabor. Esto intensifica la experiencia sensorial y fomenta una relación más consciente con los alimentos.

Categorías y objetivos / Mes	Movimiento «Quiero aumentar mi actividad física diaria»	Descanso «Deseo ser capaz de acostarme más temprano»	Alimentación «Me gustaría reducir la ingesta de ultraprocesados en días laborables»
Mes 12	**Suma:** Cada vez que cruces una puerta, extiende los brazos y usa el marco para estirar la espalda y el pecho.	**Suma:** Al final del día, dedica 2 minutos a pensar en una versión anterior de ti y dile algo positivo que hayas aprendido hoy. Este hábito te ayudará a ver tu propio crecimiento y a fortalecer tu autocompasión.	**Suma:** Utiliza más especias en las comidas en lugar de sal o azúcar para probar nuevos sabores y combinaciones.
	Resta: Baja escaleras siempre que tengas oportunidad.	**Resta:** Establece un límite físico: cuando estés usando tu teléfono en un lugar específico, no uses el pulgar dominante para navegar. Esto te obligará a tomar conciencia y a reducir el uso impulsivo del dispositivo, lo que mejorará tu descanso.	**Resta:** Al sentarte a comer, espera unos segundos antes de comenzar, mirando la comida y respirando profundamente. Esta pausa breve mejora la conciencia y reduce la prisa por empezar.

Te comparto un ejemplo de tabla personal de microhábitos para que puedas hacer tu plan:

Mi día en 3 microhábitos

Mes	Categoría 1 y objetivo	Categoría 2 y objetivo	Categoría 3 y objetivo
Mes 1	Escribe aquí tu microhábito		
Mes 2			
Mes 3			

¿Cómo medir tu progreso?

Los microhábitos están diseñados para que cada vez que decidas regalarte uno, actives conscientemente tu sistema de recompensa inmediata. Hormonalmente funciona de la siguiente manera:

- Cada vez que completas un microhábito de forma consciente, tu cerebro libera dopamina (el «chupito de *flow*»).
- La dopamina es una hormona que te hará sentir la motivación necesaria para regalarte otro microhábito o incluso para repetir el mismo, pues la recompensa es inmediata (placer).
- Esa recompensa consolida el ciclo de creación de hábitos, da respuesta a la pregunta de para qué hacemos lo que hacemos: señal→ rutina → recompensa.

Esta es la base del microhábito: pequeño, flexible, rápido y positivo.

Pero para que la cosa no quede solo en obtener placeres instantáneos, hemos de dar un paso más: medir el progreso.

Así, verás la evolución de tus microhábitos y cómo su realización influye en tu bienestar global.

Para las siguientes propuestas prácticas, me he inspirado en los libros de hábitos saludables más vendidos y comentados en redes sociales de los últimos cinco años. Me he tomado la licencia de añadirles, además, una dosis de humor y atrevimiento para intentar que te diviertas a la vez que avanzas.

Los tres indicadores de progreso que he seleccionado para ti son:

1. *El «termómetro del flow»*

- **Qué es:** un registro diario de las emociones que te generan los microhábitos que te regalas para el autoconocimiento.
- **Por qué funciona:**

    - **Refuerzo positivo:** te ayuda a conocerte mejor y también a conocer tu entorno cultural y social.
    - **Autoconocimiento:** esta dosis de reflexión diaria es una forma agradable, sensible y cercana de maximizar las probabilidades de éxito.

- **Cómo usarlo:** al finalizar el día, tómate dos minutos para reflexionar sobre la sensación de *flow* que te haya generado el o los microhábitos que hayas realizado. Para ello anota:

    - El microhábito que te has regalado.
    - La categoría (ya sabes, alimentación, descanso, movimiento, gestión emocional, etc.).

- La sensación de *flow* experimentada («He sentido calma», «He estado más activa», «He reconectado con mi hijo a la hora de dormir», etc.).

Te pongo el ejemplo de Rosa, una lectora que empezó a practicar microhábitos conmigo a través de las redes sociales tras conocerme en la presentación de mi primer libro en televisión: «Nunca pensé que dos minutos podrían cambiar mi día. Empecé con cosas simples que no me costaba hacer: escribir algo positivo antes de acostarme, bajar las escaleras del trabajo y elegir pasta y pan integrales, algo que comía casi a diario. Luego empecé a disfrutar del simple hecho de regalarme pequeñas decisiones conscientes que priorizaban mi bienestar. Tras varios meses introduciendo microhábitos y premiándome por ello, ahora siento que tengo más control sobre mi salud y disfruto de momentos que antes ni notaba».

Rosa comenzó a implementar el método de «Mi día en tres microhábitos» de la siguiente manera: durante dos semanas probó tres microhábitos, y las dos siguientes, otros tres distintos. Al final de cada jornada, registraba sus sensaciones en una pequeña libreta a modo de diario. Si algún microhábito no le funcionaba, lo cambiaba por otro. Puedes ver un ejemplo de sus reflexiones a continuación:

Semanas 1 y 2

Microhábito diario	Categoría mensual	Objetivo	Sensación de *flow* generada
Me regalo 10 respiraciones profundas al despertar.	Descanso.	Reducir el estrés diario.	Hoy me ha costado hacer las 10 respiraciones, así que he hecho 3, pero me han sentado fenomenal.
Me regalo 2 ejercicios de estiramientos al mediodía.	Movimiento.	Incrementar mi actividad física.	Antes de comer, me he regalado dos estiramientos: uno para aliviar la tensión en las cervicales y otro para la zona lumbar. Me ha parecido fácil, hubiera hecho alguno más.
Escribo una nota de agradecimiento al final del día con las cosas que me ha gustado vivir con otras personas.	Desarrollo personal.	Mejorar mis relaciones personales.	No me había dado cuenta hasta hoy de lo importante que son los pequeños detalles en el día a día. Me ha hecho sentirme más cerca de mi compañera Laura, que siempre tiene una palabra de agradecimiento y ánimo cuando completamos alguna tarea.

Semanas 3 y 4

Microhábito diario	Categoría mensual	Objetivo	Sensación de *flow* generada
Esta semana voy a desconectar de las pantallas 30 minutos antes de meterme en la cama.	Descanso.	Reducir el estrés diario.	¡Qué difícil! Me está costando mucho prescindir de las pantallas, así que he bajado la luz del móvil al máximo y voy a intentar escuchar un pódcast en vez de mirar la pantalla.
Cada vez que me llamen por teléfono, voy a levantarme y a caminar por la sala.	Movimiento.	Incrementar mi actividad física.	Este sí que me ha resultado fácil. De hecho, ¡hoy he llegado a dar 2.000 pasos solo en casa! ¡Es genial!
Cada vez que una persona haga algo bueno por mí, se lo voy a agradecer directamente o con un mensaje.	Desarrollo personal.	Mejorar mis relaciones personales.	Hoy teletrabajaba, así que he usado la red social del trabajo para escribirle a Juan y agradecerle que me haya mandado a tiempo el informe. Me ha gustado su respuesta, ¡creo que no se lo esperaba!

Para Rosa, escribir al final del día cómo le había hecho sentir cada microhábito se convirtió en un microhábito en sí. Me contó que regalarse este diario con sus propias reflexiones le había servido para conocerse mejor, como si de su mejor amiga se tratara. ¡Me pareció maravillosa esta confesión!

Y es que tiene toda la razón del mundo. Llega un momento en la vida en el que dejamos de hablar con nosotros mismos, incluso de preguntarnos qué tal nos ha ido el día o si nos encontramos bien con las decisiones que tomamos sobre nuestra vida.

Lo que más me llamó la atención de la reflexión de Rosa fue que, con la práctica, había aprendido a hablarse de una forma compasiva, cercana y afectuosa. Ahora se gusta más, se valora positivamente y eso es lo que la anima a regalarse más microhábitos.

Con «el termómetro del *flow*», Rosa comenzó a pasar tiempo a solas con ella misma, un hábito que empezó casi por casualidad, para probar, y que terminó convirtiéndose en su propio ritual de positividad

De nuevo, ¡el poder transformador de los microhábitos!

> **Propuesta extra con un toque de humor:**
>
> «Pósit de celebraciones». Prepara tarjetas o pósits (físicas o digitales) con frases motivadoras («¡Eres increíble!», «¡Lo lograste de nuevo!»). Añade a tu diario esa tarjeta o, ¡mejor aún!, pega el pósit en el cuarto de baño o en la nevera al finalizar el día. Así conviertes la celebración en un juego.

2. «*El tracker de la victoria diaria*»

- **Qué es:** un calendario mensual que colocarás en un lugar visible y en el que cada día que logres realizar los tres microhábitos harás una marca personalizada o

una simple aspa que se convertirá en tu *tracker* (rastreador de seguimiento).
- **Por qué funciona:**
  - **Simplicidad visual**: basta con hacer una X o cualquier otro símbolo cada vez que consigas regalarte tres microhábitos al día. Ver la sucesión de marcas te motivará a no «romper la cadena».
  - **Compromiso**: ver tus *trackers* reforzará tu compromiso de forma divertida.
- **Cómo usarlo:**
  - **Diseña tu plantilla**: puede ser un calendario impreso, una hoja con casillas o incluso una app.
  - **Cada día**: marca tus tres microhábitos completados con un símbolo (aspa, corazón, estrella, línea, *emojis*, etc.), ¡lo que quieras!
  - **Celebra y comparte**: si te apetece, haz una foto al final de la semana y compártela en redes o con tus amigos y familiares. Reforzará tu sensación de logro y te animará a seguir.

> **Propuesta extra con un toque de humor:**
>
> «Día de pegatinas». Compra pegatinas temáticas (flores, estrellitas, dinosaurios...) y úsalas como *trackers*. Un toque de diversión que te sacará una sonrisa, aunque seas una persona adulta, y que puede hacer que la iniciativa se contagie a tu familia. Puedes animar a varios miembros a participar en «El *tracker* de la victoria diaria».

3. «*El reto de las cuatro sorpresas semanales*»

- **Qué es:** un reto mensual en el que, además de tus tres microhábitos diarios, incluyes una acción sorpresa cada semana. La idea es crear espacios de experimentación que sirvan para introducir, probar y afianzar nuevos hábitos de forma práctica a la vez que evalúas tu progreso de manera diferente.

- **Por qué funciona:**

  - **Rompe la monotonía:** al introducir una pequeña variación cada semana, tu cerebro se mantiene despierto y receptivo.
  - **Genera expectación en la comunidad:** puedes usar las redes sociales para compartir tus sorpresas semanales («Esta semana probaré una postura de yoga nueva cada día» o «Me he propuesto cocinar recetas veganas para cenar»). Así, conectas con miles de personas que hacen retos similares y se animan entre sí.

- **Cómo usarlo:**

  - **Define tu reto mensual:** «Durante 4 semanas, cumpliré mis tres microhábitos diarios + una acción distinta en cada nueva semana».
  - **Escoge la acción sorpresa que vas a regalarte cada semana.** Te doy algunas ideas:
    o Semana 1: compartir siete microhábitos que te

hayan funcionado con siete personas cercanas, uno por cada día de la semana.
- Semana 2: probar un microhábito de una categoría diferente a las elegidas (es decir, si has elegido movimiento, descanso y alimentación, introduce, por ejemplo, uno de desarrollo personal).
- Semana 3: cambiar un hábito negativo por uno positivo (como sustituir un *snack* ultraprocesado por un puñado de frutos secos).
- Semana 4: «regalar» un microhábito a otra persona (puedes acompañar a un amigo a una caminata corta mientras os ponéis al día).
- **Registra tu avance**: al final de cada semana, anota o graba un vídeo breve contando qué te pareció la «acción sorpresa» y cómo repercutió en tu motivación.

Propuesta extra con un toque de humor:

«**El cofre de las sorpresas**». Escribe cuatro acciones sorpresa en papeles y guárdalos en una cajita. Al arrancar cada semana, saca un papel al azar y… ¡manos a la obra! El factor sorpresa potencia tu curiosidad y te anima a avanzar.

Consejos finales para mantener la motivación:

1. **Comparte tus avances con tu círculo.** Si tienes amistades, familiares o compañeros interesados en mejorar sus hábitos, invítalos a que participen en tus retos o *trackers*. Verás cómo la motivación se multiplica.

2. **Concédete premios y autorreconocimiento.** Cada vez que completes una semana o un mes completo del método «Mi día en tres microhábitos», asegúrate de regalarte pequeñas y simbólicas recompensas (una infusión especial, un baño relajante, un tiempo de lectura, etc.).
3. **Revisa y ajusta.** Si ves que un indicador deja de motivarte, ¡cámbialo!, o dale un giro creativo. El sistema de medición debe funcionar como un refuerzo, no como una carga.

Los tres indicadores de los que hemos hablado («El termómetro del flow», «El *tracker* de la victoria diaria» y «El reto de las cuatro sorpresas semanales») combinan facilidad de aplicación, toques lúdicos y un alto poder de viralización en redes sociales si te apetece compartirlos.

¡Atrévete con alguno, o con los tres, y comprueba en primera persona cómo suben tu nivel de compromiso y tu *flow*!

4

De la teoría a la acción

¡Es momento de poner «Mi día en tres microhábitos» en práctica!

A continuación, quiero compartir contigo tres ejemplos prácticos que ilustran cómo aplicar los microhábitos saludables para dar respuesta a tres de los deseos más comunes en la sociedad actual: identificar el hambre emocional, reducir la procrastinación y mejorar la desconexión digital.

Cada caso sigue los tres pasos del método y muestra cómo podrías estructurar tus microhábitos, objetivos y mediciones de progreso de forma visual, sencilla y fluida.

Ejemplo 1: microhábitos saludables para identificar el hambre emocional

El primer ejemplo que quiero exponerte aborda una de las cuestiones más complejas y a la vez comunes en la vida de las personas, y precisamente por esta razón quiero tratarlo directamente.

Imagina que uno de tus objetivos es reducir de forma gradual tu hambre emocional, esa necesidad de comer no por verdadera hambre física, sino como una respuesta automática a emociones intensas. Estas pueden ser negativas, como el estrés, la tristeza o el aburrimiento, o positivas, como la felicidad, la euforia o la sorpresa.

El hambre emocional se manifiesta en situaciones cotidianas que seguro reconocerás: cuando compras una tarrina de helado enorme y, casi sin darte cuenta, la terminas en cuestión de minutos; cuando llegas a un bar y, antes incluso de saludar, ya has devorado la primera tapa.

¿Te resulta familiar? No importa en qué parte del mundo vivamos ni la cultura en la que hayamos crecido, todos hemos usado la comida o la bebida como un refugio cuando estamos tristes o como un medio para celebrar las alegrías alrededor de una mesa. Si esto ocurre de forma ocasional, no pasa nada, es natural disfrutar de la comida en contextos emocionales; el problema viene cuando estas asociaciones entre emociones y comida se vuelven un hábito descontrolado.

En este caso práctico, tu deseo es tomar conciencia de esas rutinas que están ligadas al hambre emocional y, poco a poco, sustituirlas por prácticas que te ayuden a tranquilizarte, entretenerte o gestionar las emociones de una manera más saludable y constructiva.

Es importante destacar que lo realmente difícil no es evitar los picos emocionales, ya que son parte de nuestra naturaleza, sino entender por qué aparecen, cuáles son las posibles causas, y si se manifiestan de forma repetitiva.

La toma de conciencia implica un proceso de introspección y autoconocimiento que puede ayudarte a descubrir y afrontar las raíces que subyacen en esta rutina asociativa entre el hambre y las emociones.

Por eso, este deseo debe tratarse como una categoría completa, igual de compleja y relevante que las de alimentación, movimiento o desarrollo personal.

Entonces ¿qué ámbitos podemos mejorar con microhábitos para identificar el hambre emocional?

- Combinación de categorías: si tienes episodios de hambre emocional, mi recomendación es que dentro de las tres categorías anuales que te propongas mejorar con ayuda de los microhábitos saludables, incluyas la combinación de áreas clave como la alimentación, el movimiento, el descanso, el desarrollo personal o la gestión positiva de las emociones.
- Gestión positiva de las emociones: explorar los motivos que están detrás del hambre emocional te permite tomar decisiones de forma más consciente y equilibrada y evitar los atracones.
- Alimentación, descanso y movimiento: disfruta de una versión de ti más sosegada y consciente alcanzando un punto de equilibrio en el que el cuerpo esté bien alimentado, descansado y tenga movimiento diario. Este punto de equilibrio te permite gestionar las emociones desde un lugar mucho más positivo.

Además, si es posible, dada la compleja casuística que nos ocupa, te recomiendo buscar apoyo profesional para profundizar en este proceso y obtener otras herramientas psicológicas necesarias para avanzar de forma efectiva. Todo suma.

Expuesto el contexto que da pie al caso práctico, vamos a ver cómo se aplica el método «Mi día en tres microhábitos».

Paso 1. Selecciona tres categorías

Para abordar el hambre emocional, podemos dividir nuestro enfoque en tres categorías clave:

1. Gestión positiva de las emociones.
2. Alimentación consciente.
3. Descanso.

La idea es que durante un periodo de tiempo (tres meses, por ejemplo) pongas el foco en estas tres áreas, ya que se retroalimentan entre sí y producen el ya comentado «efecto escalera»: recuerda, pequeños logros en una categoría impulsan avances en otras.

Paso 2. Define tus objetivos

Elige, para cada categoría, objetivos claros y alcanzables, alineados con tu meta anual de reducir el hambre emocional.

1. **Gestión positiva de las emociones**

    - **Objetivo:** Diferenciar el hambre real del hambre por ansiedad, aburrimiento o tristeza realizando microhábitos que te ayuden a conocerte mejor.
2. **Alimentación consciente**
    - **Objetivo:** Incorporar microhábitos que te ayuden

a comer de forma más pausada y a reconocer señales de saciedad.

3. **Descanso**
   - **Objetivo**: Poner en práctica microhábitos que te aporten calma y reduzcan tu impulso de buscar refugio en la comida cuando afrontas emociones intensas.

Paso 3. Escoge tres microhábitos diarios

Regálate cada día tres microhábitos que te ayuden a cumplir estos objetivos. Pueden variar semanal o mensualmente según tu estado de ánimo (*mood* mental) o rutina.

Aquí tienes un ejemplo de planificación mensual para este caso en concreto:

Mi día en tres microhábitos para reconocer el hambre emocional	Semana 1
GESTIÓN POSITIVA DE LAS EMOCIONES	Cuando sientas ansiedad o estrés a media tarde, ¡saca la cabeza por la ventana y anota todo lo que tus sentidos perciben para volver al momento presente de forma consciente: qué ves, qué oyes, qué hueles...
ALIMENTACIÓN CONSCIENTE	Al sentarte a comer, espera unos segundos antes de comenzar, mira la comida y respira profundamente. Esta pausa breve mejora la conciencia y reduce la prisa por empezar.
DESCANSO	Antes de llegar a casa del trabajo o cuando apagues el ordenador, piensa en un color que no sea ni verde, ni azul y mira a tu alrededor. Busca todo lo que encuentres de ese color. Es un microhábito muy bueno para ayudar a bajar la tensión cuando estás sobrecargado.

Mi día en tres microhábitos para reconocer el hambre emocional	Semana 2
GESTIÓN POSITIVA DE LAS EMOCIONES	Cuando te sientas ansioso, dibuja un pequeño círculo en la palma de tu mano y concéntrate en él durante 10 segundos. Este simple gesto dirige tu mente hacia algo concreto y te ayuda a calmar pensamientos acelerados.
ALIMENTACIÓN CONSCIENTE	Cada día, dedica un momento a comer un bocado sin utensilios y sin hacer caso a ninguna distracción externa. Esto refuerza la atención plena y te conecta con la experiencia de alimentarte.
DESCANSO	Cada vez que te sientas abrumado, emite un sonido profundo, como un «aaah» largo mientras exhalas. Este sonido libera la tensión y calma el sistema nervioso.

Mi día en tres microhábitos para reconocer el hambre emocional	Semana 3
GESTIÓN POSITIVA DE LAS EMOCIONES	Cada vez que sientas una emoción intensa, coloca una mano en el corazón o en el abdomen. El contacto físico te transmite sensación de apoyo y te recuerda que eres capaz de manejar tus emociones.
ALIMENTACIÓN CONSCIENTE	En cada comida, elige un sabor específico (dulce, salado, amargo) y trata de identificarlo en cada bocado. Este microhábito convierte la comida en una experiencia de exploración y mejora la percepción de los sabores.
DESCANSO	Utiliza la aromaterapia con un estado emocional (lavanda: relajante y ansiolítica, ayuda a conciliar el sueño más rápido; cedro: tiene efectos sedantes suaves y ayuda a entrar en un estado de relajación profunda; sándalo: relaja el sistema nervioso, promueve un descanso profundo y reduce el estrés…) y recurre a él cuando necesites equilibrar tu estado de ánimo. Este microhábito ancla emociones en sensaciones gustativas.

Mi día en tres microhábitos para reconocer el hambre emocional	Semana 4
GESTIÓN POSITIVA DE LAS EMOCIONES	Cada vez que te enfrentes a una situación difícil que te incite a comer sin control, recuérdate en silencio una frase que te inspire autorrespeto («Merezco mi respeto») y haz 3 respiraciones profundas. Este microhábito fortalece el autocuidado y la asertividad.
ALIMENTACIÓN CONSCIENTE	Pon tu teléfono en silencio durante la comida y la cena al mismo tiempo que haces una respiración profunda. Este microhábito reduce la ansiedad digital y fomenta una pausa intencionada.
DESCANSO	Cuando te duches, apaga cualquier dispositivo y dedícate a reflexionar sobre el valor del agua y la forma en la que cae por tu cuerpo. Este microhábito aumenta la gratitud, ayuda a mantener la atención en el momento presente y reduce el tiempo en la ducha, ahorrando agua.

Cómo medir tu progreso

- **Termómetro del *flow*.** En una libreta en blanco, ve anotando las emociones que te genera cada microhábito que has escogido regalarte. Si quieres, añade además las emociones que contrarrestas cuando te concedes esas «pausas» que te ayudan a identificar el hambre emocional.
- ***Tracker* de la victoria diaria.** En un calendario, marca con un aspa cada día que completes tus tres microhábitos y, si te apetece, añade pegatinas divertidas. Parece algo infantil, pero el tiempo que te tomas para seleccionar la pegatina y ponerla en el calendario tiene potencial para convertirse en un ritual de

calma y reposo muy interesante para este caso práctico.
- **Reto de las cuatro sorpresas semanales:**

    Semana 1. Añade un microhábito de una categoría extra. Si eliges, por ejemplo, desarrollo personal, al final de cada conversación con un compañero de trabajo, reflexiona sobre tu postura corporal y sobre cómo esta pudo influir en tu comunicación. ¿Era abierta y orientada al interlocutor o más bien cerrada —brazos o piernas cruzadas— y con el foco puesto en otro sitio? Ser consciente de tu lenguaje corporal también favorece que estés presente y conectes con tus emociones en el momento. Muchas veces, el hambre emocional aparece cuando actuamos en piloto automático: si adquieres el microhábito de revisar tu postura y tu concentración, te resultará más fácil detectar si tus antojos son genuinamente fisiológicos o si obedecen a estrés, ansiedad u otra emoción no gestionada.

    Semana 2. Elige el lenguaje con el que deseas expresar tus emociones. Escoge una palabra que te inspire confianza y que sea positiva (fenomenal, calma, gracias, espectacular, genial…) y verbalízala a modo de refuerzo positivo cuando completes un microhábito saludable o para premiar la actuación de otros durante los siete días de esta semana. Ser consciente del lenguaje que usas tiene un efecto muy positivo en tu estado de ánimo propio y en el de las personas que te rodean. El simple hecho de usar un lenguaje positivo y recordarlo en tu mente crea un ancla emocional.

Cuando sientas el impulso de comer por ansiedad, repetir esa palabra de refuerzo te hará más consciente de tu estado emocional y te brindará un pequeño colchón de calma para decidir si realmente necesitas comer o si basta con atender tu emoción de otra forma.

Semana 3. Dedica unos segundos antes de irte a dormir a tocar tu piel como si fuera la primera vez que la descubres. Aumentarás la conexión con tu cuerpo y favorecerás el autoconocimiento sensual. Conectarte físicamente contigo mismo/a estimula tu autoconciencia y te devuelve a tu propio cuerpo de una manera positiva. Muchas veces, las ganas de comer de forma emocional parten de la desconexión entre cuerpo y mente. Al final del día, este microhábito puede ayudarte a reiniciar tu foco en sensaciones corporales reales, en vez de dejarlas pasar inadvertidas o confundirlas con hambre.

Semana 4. Regala un microhábito a un familiar o amigo. Por ejemplo, cada miembro de la familia menciona algo positivo del día antes de irse a dormir. Compartir un microhábito saludable centrado en la gratitud, reduce el estrés y alimenta emociones positivas. Cuando tus relaciones se llenan de pequeños momentos de conexión y gratitud, disminuye la tendencia a buscar refugio en la comida para tapar otras carencias emocionales. Al fomentar este microhábito compartido, también creas un entorno de apoyo en el que es más fácil alejarte de comer para gestionar la ansiedad.

El poder de los microhábitos saludables aplicado a este caso en concreto, reducir el hambre emocional para hacer más consciente y equilibrada tu alimentación, es ir introduciendo pequeños cambios que, sumados, formarán la base de una gran transformación.

Al final del primer trimestre, revisa tus progresos, ajusta objetivos y... ¡listo!, pasa a los siguientes tres meses.

Ejemplo 2: microhábitos saludables para reducir la procrastinación

¿Alguna vez has tenido que hacer algo que nunca acabas de completar? Un informe, una conversación pendiente, un curso online al que te has inscrito y al que nunca accedes... El «deber» en cuestión lo tienes revoloteando en la cabeza sin descanso, pero aun así sigues aplazando el momento de ponerte manos a la obra.

Eso que experimentas se llama procrastinación, es decir, dejar para después algo que podríamos o deberíamos hacer ahora. Aunque se presente de mil maneras diferentes, es un comportamiento muy habitual en nuestra sociedad. A veces se asocia a la pereza o a la apatía, pero no es tan simple: también responde al miedo al fracaso, a la hiperexigencia, a la falta de claridad en los objetivos personales o profesionales e incluso a la búsqueda de una sensación inmediata de gratificación (consultar las redes sociales, picar algo de la nevera, etc.) que impide que nos concentremos durante el tiempo necesario como para acabar la tarea en cuestión.

En ocasiones, la procrastinación puede influir en nuestra calidad de vida de forma muy similar a como lo hace el hambre emocional: se genera un impulso que nos lleva a ignorar nuestras prioridades o necesidades reales y a optar por un recurso fácil o conocido para evadir una situación incómoda. El problema aparece cuando este hábito de postergar se mantiene en el tiempo y afecta a nuestras metas personales, laborales o incluso a nuestra salud mental.

Pero, una vez identificado el problema, ¿en qué ámbitos podemos aplicar microhábitos saludables para vencer la procrastinación?

- **Desarrollo personal para la gestión del tiempo y la mejora de la organización:** anotar las tres tareas más importantes del día al inicio de la jornada laboral o dedicar dos minutos a revisar el correo pendiente puede reducir el caos mental y hacernos tener más control.
- **Gestión positiva de las emociones:** al igual que ocurre con el hambre emocional, la procrastinación suele esconder un diálogo interno («No soy capaz», «Lo haré después»...) que nos sabotea. Identificar las emociones que hay detrás de la postergación, como el miedo, la ansiedad o la desgana, es clave para reemplazarlas por rutinas de autocuidado y microhábitos que nos ayuden a avanzar.
- **Desarrollo profesional:** a veces aplazamos las tareas porque nos parecen demasiado grandes o por falta de un propósito que nos motive. Implementar microhábitos nos refuerza positivamente y nos recuerda que hemos avanzado. A mí, por ejemplo, me funciona escribir en un cuaderno las tareas que tengo que completar cada semana. Lo hago todos los lunes y,

conforme van pasando los días, voy añadiendo a la lista las tareas que van surgiendo. La simple acción de ir tachando aquellas que voy completando resulta un refuerzo visual muy útil y es una forma de regalarme reconocimiento, de decirme que voy por el buen camino; además, me sirve como indicador de progreso.

- **Entorno profesional:** tener una zona de trabajo desordenada o la falta de horarios o rutinas laborales definidas contribuyen a la procrastinación, especialmente si eres una persona que tiende al caos. Dedica dos minutos cada mañana a ordenar tu espacio de trabajo y a planificar el horario del día. En mi caso, no todos los días puedo seguir la misma rutina (compagino el teletrabajo con las conferencias y los viajes), así que para lograr cierto orden mental pongo una alarma para comenzar la jornada laboral y otra para finalizarla; y todos los papeles, facturas, y tíquets que acumulo los meto en una misma carpeta al acabar el día. De esta forma, logro tener mi espacio y mi tiempo de trabajo ordenados.

En resumidas cuentas, la procrastinación, como el hambre emocional, puede verse como un síntoma de otros problemas más profundos: inseguridades, falta de claridad, necesidad de recompensa inmediata... Los microhábitos actúan como pequeños ajustes diarios que, al igual que un GPS que se resitúa constantemente, te van guiando hacia el objetivo principal: ser más eficiente, disfrutar lo que haces y reducir el estrés que genera acumular tareas pendientes.

Vamos con un ejemplo práctico del método «Mi día en tres microhábitos». Verás cómo la clave vuelve a ser la sencillez: no se trata de encadenar grandes maratones de trabajo, sino de dar y disfrutar de pequeños pasos que, sumados, transformen tu día a día.

Paso 1. Selecciona tres categorías

Para combatir la procrastinación de forma integral, podemos centrarnos en crear microhábitos en las siguientes categorías:

1. Desarrollo personal.
2. Gestión positiva de las emociones.
3. Desarrollo profesional.

Estas categorías se refuerzan entre sí: un espacio ordenado promueve la concentración, la motivación interna nace de objetivos claros y la planificación te ayuda a evitar distracciones.

Paso 2. Define tus objetivos

Fija metas trimestrales o anuales específicas para cada categoría:

1. **Desarrollo personal**
    - **Objetivo**: Crear un sistema sencillo para planificar el trabajo y evitar la acumulación de tareas pendientes. Vamos a buscar mejorar la organización personal.

2. **Gestión positiva de las emociones**
   - **Objetivo:** Reconocer tus logros y premiar tus avances, aunque sean pequeños, para mantener el entusiasmo, no caer en la postergación y aumentar la motivación.
3. **Desarrollo profesional**
   - **Objetivo:** Reducir las distracciones y diseñar espacios de trabajo que faciliten la acción inmediata (por ejemplo, tener a mano tu lista de tareas prioritarias).

Paso 3. Escoge tres microhábitos diarios

Como en el caso práctico anterior, aquí tienes un ejemplo de planificación mensual para que lo adaptes según tus necesidades:

Mi día en tres microhábitos para dejar de procrastinar	Semana 1
DESARROLLO PERSONAL	Dedica 1 minuto de cada descanso a cerrar los ojos y centrarte en tu respiración. Este microhábito permite que la mente se recargue y regrese con más claridad a las tareas.
GESTIÓN POSITIVA DE LAS EMOCIONES	Anota el primer pensamiento que te venga a la mente al despertar. Este acto libera las primeras preocupaciones del día y favorece un estado mental más despejado.
DESARROLLO PROFESIONAL	Elige un pequeño espacio (como una esquina del escritorio) y mantenlo siempre limpio y organizado. Un entorno ordenado es sinónimo de una mente despejada y ayuda a reducir el estrés.

Mi día en tres microhábitos para dejar de procrastinar	Semana 2
DESARROLLO PERSONAL	Cada vez que te distraigas, anótalo. Al final del día, revisa las distracciones y observa patrones. Favorecerá la autoconciencia y te ayudará a reducir hábitos que afectan la claridad.
GESTIÓN POSITIVA DE LAS EMOCIONES	Cada mañana, plantéate: «¿Qué quiero lograr hoy?». Repetirte esta pregunta a lo largo del día mantiene tu mente enfocada en tus prioridades.
DESARROLLO PROFESIONAL	Antes de iniciar una tarea, establece una intención específica de lo que deseas lograr; te servirá de brújula y mejorará la claridad y el propósito.

Mi día en tres microhábitos para dejar de procrastinar	Semana 3
DESARROLLO PERSONAL	Anota cualquier tarea pendiente o pensamiento que te distraiga para sacártelo de la cabeza y revisarlo luego. Este hábito reduce la acumulación de pensamientos sobre cuestiones no resueltas.
GESTIÓN POSITIVA DE LAS EMOCIONES	Imagina una luz brillante en el centro de tu frente cada vez que te sientas disperso. Visualizar un punto de enfoque ayuda a calmar la mente y a reducir la sobrecarga mental.
DESARROLLO PROFESIONAL	Identifica el momento del día en el que te sientes más lúcido y reserva esa hora para las tareas más importantes. Trabajar en tu momento de máxima claridad mejora la calidad de tus decisiones.

Mi día en tres microhábitos para dejar de procrastinar	Semana 4
DESARROLLO PERSONAL	Cuando tu mente esté abrumada, cierra los ojos e imagina una hoja de papel en blanco. Esta técnica visual libera el caos mental y aporta una sensación de paz.
GESTIÓN POSITIVA DE LAS EMOCIONES	Cuando dudes sobre una decisión pequeña, cuenta hasta tres y decide. Este hábito reduce el «ruido mental» y promueve una toma de decisiones más fluida.
DESARROLLO PROFESIONAL	Cada día, pasa 10 minutos desconectado de dispositivos electrónicos para que tu mente recupere su ritmo natural. Este tiempo de desconexión ayuda a mejorar el enfoque.

Cómo medir tu progreso (ideas específicas):

- **Termómetro del *flow*.** Al terminar la jornada, reflexiona sobre las cosas que sí has hecho y lo que has sentido. Si hay alguna cosa que no has conseguido hacer o que has pospuesto, analiza el porqué. Te ayudará a conocerte mejor y a explorar los motivos que te llevan a procrastinar.
- ***Tracker* de la victoria diaria.** Pon el calendario en la mesa en la que trabajes, en la nevera o incluso en el cuarto de baño. Cuando vayas a lavarte los dientes antes de acostarte o la última vez que abras la nevera, anota un aspa si has conseguido regalarte los tres microhábitos saludables diarios que te están ayudando a reducir el número de tareas que dejas para más tarde.

- **Reto de las cuatro sorpresas semanales:**
  Semana 1. Haz una «limpieza exprés» del correo en dos minutos antes de empezar la jornada laboral.
  Semana 2. Esta semana, elige una prenda que exprese tu personalidad y úsala un día importante. La ropa es una extensión de nuestra expresión y puede reforzar tu identidad. Ocuparse de la imagen personal, sin que ello suponga un estrés adicional, es una buena práctica diaria de autocuidado.
  Semana 3. La sorpresa de esta semana es compartida. Envía un mensaje breve de agradecimiento a los familiares y amigos a los que hace tiempo que no escribes. No dejes para más tarde el retomar contacto con ellos. Expresar gratitud aumenta la empatía y refuerza las conexiones humanas.
  Semana 4. Antes de comenzar cada comida, regálate tres respiraciones profundas. De esta forma, no relegas el momento de autocuidado que tanto mereces.

Al introducir en tu rutina los primeros tres microhábitos, comprobarás cómo las pequeñas decisiones diarias consiguen multiplicar tu productividad, a la vez que disfrutas del momento presente sin rumiaciones innecesarias. Y, como ya te he dicho anteriormente, si un microhábito no encaja en tu día a día, cámbialo: lo importante es seguir probando y celebrar cada avance por mínimo que parezca.

Ejemplo 3: microhábitos saludables para implementar pausas mejorar la desconexión digital

¿Alguna vez has pensado en echar un vistazo a tus redes sociales y, cuando te has dado cuenta, llevas media hora haciendo *scroll*? ¿Te agobia tener avisos sin leer en la pantalla?

Estamos hablando de la hiperconectividad: la tendencia a estar permanentemente conectado a dispositivos electrónicos y redes sociales, hasta el punto de perder la noción del tiempo y, a veces, la calidad de las interacciones con quienes nos rodean.

La falta de desconexión digital que esto supone y sus efectos perjudiciales en nuestra salud son cada vez más comunes en nuestra sociedad porque:

1. tenemos el móvil siempre a mano; no hay horarios ni barreras físicas que impidan consultar los mensajes o las novedades;
2. las redes sociales se han convertido en la nueva forma de relacionarnos en el trabajo, en la familia o con las amistades, y no queremos perdernos nada;
3. cada «me gusta», notificación o mensaje nuevo nos aporta una pequeña dosis de satisfacción (y favorece la producción de dopamina) que nos engancha y refuerza el hábito de estar pendientes de la pantalla;
4. usamos las pantallas como comodín de descanso o evasión.

Con respecto a este último punto, me gustaría compartir contigo los siete tipos de descanso que la doctora Sandra Dalton-Smith estudió en su tesis de medicina interna.

Todos ellos pueden representar potenciales señales que disparan el motivo por el que coges el móvil o te refugias en pantallas:

Descanso físico: incluye la mejora del sueño y el tiempo que físicamente dedicamos a ello.
Usar el móvil antes de acostarnos nos mantiene expuestos a la luz azul y al estímulo constante de notificaciones, generando la creencia falsa de que nos relaja o nos ayuda a dormir. Sin embargo, la realidad es que altera la producción natural de melatonina, interfiriendo en la calidad del sueño.

Descanso mental: la mente busca descansar del pensamiento constante.
Cada vez que cogemos el móvil «para desconectar» de la rutina, en realidad seguimos recibiendo información y estímulos (mensajes, noticias, avisos, notificaciones). Esto impide que la mente se libere del ruido mental.

Descanso sensorial: responde a la sobrecarga diaria de ruidos y tecnología y consiste en acumular periodos de silencio y relajación tecnológica.
El móvil es una fuente constante de estímulos para nuestros sentidos: luces, sonidos, vibraciones... Recurrir a él cuando estamos saturados sensorialmente solo aumenta la sobrecarga.

Descanso creativo: las actividades que provocan asombro y expanden la mente son necesarias para estimular y revitalizar nuestra energía.
Revisar las redes sociales en búsqueda de ideas o jugar en

el móvil no siempre promueven la creatividad; más bien, nos «hipnotiza» con estímulos rápidos. Un descanso creativo estimula nuestro cerebro de forma relajada y productiva a través de actividades inspiracionales que calmen nuestra mente, como dibujar un mandala, hacer un puzle, etc.

Descanso emocional: se da cuando sentimos que podemos expresar libremente nuestras emociones en un entorno psicológicamente seguro.

Muchas veces cogemos el móvil para «desconectar» de nuestras emociones incómodas. Pero esa evasión no soluciona el problema de fondo, lo esquiva y, la mayoría de las veces, sin éxito, porque el contenido que consultamos suele estar relacionado con el momento vital en el que nos encontramos.

Descanso social: cuando nos apartamos de las relaciones que consumen nuestra energía, lo que incluye no responder mensajes ni participar en conversaciones de grupos que te desgastan con debates innecesarios.

A veces el móvil es una fuente de cansancio social por la presión que supone tener que contestar mensajes o participar en grupos.

Descanso espiritual: el que nos ayuda a renovarnos a través de actos de amor, con un propósito y con la sensación de estar en el momento o lugar que nos corresponde.

Deslizar el dedo por la pantalla rara vez nos conecta con lo trascendente o con un sentido de propósito. Más bien, puede reforzar la desconexión de lo que de verdad importa.

Estar siempre conectados, además de afectar a nuestra salud, interfiere con otras áreas de nuestra vida como las relaciones personales o el autocuidado. ¿Cuántas veces no te has sorprendido mirando el móvil mientras comes, ves la televisión o incluso tienes una conversación? ¿En alguna ocasión te han pedido que dejes el móvil y prestes atención? ¿Has dejado de atender a un espectáculo o de disfrutar de un rato en familia o con amigos por grabar lo que estaba pasando?

No disfrutar el momento presente puede generarte a la larga estrés, dificultad de concentración, dependencia emocional e incluso problemas de sueño, entre otros muchos efectos negativos.

Bien, en este caso, ¿qué ámbitos podemos mejorar con microhábitos para lograr una conducta digital saludable?

- Descanso: puedes comenzar por dedicar dos minutos a silenciar las notificaciones innecesarias y recibir solo las esenciales (mensajes importantes, alarmas, etc.). En mi caso, por ejemplo, utilizo una red social de mensajería en exclusiva para comunicarme con mi familia y es la única en la que tengo activada las notificaciones. En el resto de las aplicaciones, están silenciadas.

De este modo, no verás avisos luminosos en la pantalla ni sentirás el móvil vibrar para llamar tu atención. Abrirás las aplicaciones solo cuando tú quieras.

- *Desarrollo personal:* haz difícil abrir las aplicaciones adictivas o aquellas en las que pasas más tiempo; ocúltalas o incluso bórralas. Si las colocas en una subcarpeta fuera

de la pantalla de inicio, no las tendrás a la vista todo el tiempo y te costará un «sobresfuerzo» consultarlas.
- *Gestión positiva de las emociones:* reconocer la emoción que nos empuja a mirar el móvil (aburrimiento, ansiedad, inseguridad) y sustituir esa reacción por pequeñas prácticas de autocuidado, como respirar o estirarnos. Un microhábito que me encanta es poner la pantalla en tonalidad gris o reducir al máximo la luz. La ausencia de colores intensos o fuertes reduce el poder que tienen de captar nuestra atención. Es un microhábito genial para manejar conscientemente las emociones que te genera consultar el móvil.
- *Desarrollo profesional:* implementar pausas digitales, sobre todo antes de acostarnos, para asegurar un mejor descanso y un uso más consciente de la tecnología. Puedes, por ejemplo, el modo avión siempre que quieras lograr periodos de concentración.

Igual que el hambre emocional y la procrastinación, la hiperconectividad puede ser un mecanismo de evasión de otras sensaciones o emociones.

Los microhábitos saludables nos permiten atacar el origen de ese impulso ofreciéndonos alternativas muy sencillas (de menos de dos minutos) que nos ayudan a apartar la vista y la mente de las pantallas sin esfuerzo aparente. Comprobarás cómo con estos «pequeños empujones saludables» te será más fácil conseguir el equilibrio entre la vida digital y la libertad de estar plenamente presente en el mundo real.

De nuevo, te pongo un ejemplo práctico aplicando el método «Mi día en tres microhábitos».

Paso 1. Selecciona tres categorías

Para mejorar la desconexión digital de forma integral, podemos centrarnos en regalarnos microhábitos dentro de las categorías de:

1. Descanso.
2. Gestión positiva de las emociones.
3. Sexualidad.

Estas tres categorías se refuerzan entre sí para ayudarte a recuperar el control sobre tu tiempo y tu atención y evitar, en consecuencia, la sensación de «estar secuestrado» por las notificaciones; al mismo tiempo, favoreces tu autocuidado y una conexión más íntima.

Paso 2. Define tus objetivos

En cada categoría, elige, como en los ejemplos anteriores, metas claras que te acerquen a un uso más consciente de la tecnología.
1. **Descanso**
    - **Objetivo**: Reducir las horas de consumo innecesario de redes sociales para ganar tiempo de calidad dedicado al autocuidado y el descanso.
2. **Gestión positiva de las emociones**
    - **Objetivo**: Identificar qué emociones te llevan a mirar el móvil (ansiedad, aburrimiento, curiosidad constante, etc.) y crear alternativas rápidas para gestionarlas.

3. **Sexualidad**
   - **Objetivo**: Aumentar los momentos de conexión con tu sexualidad, con el placer y con el disfrute como base del autocuidado más íntimo.

Paso 3. Escoge tres microhábitos diarios

Cada día, te regalarás tres microhábitos de menos de dos minutos para avanzar hacia tus objetivos.

Tres microhábitos para mejor la desconexión digital	Semana 1
DESCANSO	Al final del día, realízate un pequeño masaje en el cuello y en los hombros para relajar los músculos y reducir la tensión. Este masaje estimula el flujo sanguíneo y reduce la producción de cortisol, ayudando a equilibrar las hormonas del estrés.
GESTIÓN POSITIVA DE LAS EMOCIONES	Cada día, escucha a alguien sin interrumpirle. Este ejercicio te permite conectar mejor con los demás y mejora tu manera de expresarte en las interacciones fuera de las redes sociales.
SEXUALIDAD	Antes de salir de casa o cada noche, aplica un aroma en una zona de tu cuerpo que puedas oler discretamente. La asociación entre aroma y erotismo mejora la autopercepción y refuerza la sensualidad.

Tres microhábitos para mejor la desconexión digital	Semana 2
DESCANSO	Deja el móvil en otra habitación y regálate 2 minutos para observar tu entorno: la luz natural, los objetos, los sonidos. Esta pausa te reconecta con el presente y te permite reducir el «ruido» digital.

GESTIÓN POSITIVA DE LAS EMOCIONES	Organiza y limpia el fondo de pantalla de tu móvil y selecciona una imagen que te inspire calma y tranquilidad. Luego, cada vez que lo veas, haz 3 respiraciones profundas y pregúntate si de verdad quieres consultar el móvil. Te ayudará a tomar conciencia de la emoción que te empuja a hacerlo.
SEXUALIDAD	Cada día, elige una prenda con una textura especial y concéntrate en cómo se siente tu piel. Esta práctica te ayuda a explorar la sensualidad a través del sentido del tacto.

Tres microhábitos para mejor la desconexión digital	Semana 3
DESCANSO	Cada media hora de uso del móvil, levántate y camina durante 2 minutos sin llevarlo contigo. Esto te da un respiro mental y evita el hábito de llevar el dispositivo a todas partes.
GESTIÓN POSITIVA DE LAS EMOCIONES	Cada vez que pienses «tengo que...» o «debo hacer...», cambia la frase por «elijo...». Este pequeño cambio refuerza tu capacidad de decisión y te ayuda a valorar tus elecciones, aumentando el respeto por ti mismo.
SEXUALIDAD	Esta semana, elige cada día un sentido y dedícale un momento específico para explorarlo en profundidad, ya sea con música, sabores, texturas o aromas. Este hábito incrementa la conexión con el cuerpo y la sensualidad en general.

Tres microhábitos para mejor la desconexión digital	Semana 4
DESCANSO	Durante 2 minutos de tu comida o merienda, coloca el móvil boca abajo o activa el modo «No molestar». Podrás saborear y disfrutar conscientemente el momento, sin distracciones digitales.

GESTIÓN POSITIVA DE LAS EMOCIONES	Mírate en el espejo y sonríe unos segundos para empezar el día positivo. Este sencillo acto de amabilidad contigo mismo mejora la relación con tu imagen y te recuerda el valor de tu propio ser.
SEXUALIDAD	Cada mañana, dedica unos segundos a mirarte en el espejo y decir en voz alta una cosa que te guste de ti. Puede ser algo físico, una habilidad o un aspecto de tu personalidad. Es un acto simple pero profundo que refuerza la conexión con tu imagen y mejora tu autoestima.

Cómo medir tu progreso

1. **Termómetro del *flow*.** Reflexiona al terminar el día sobre las emociones que has sentido al cambiar el uso de pantallas por otras actividades que suman descanso, movimiento e incluso calma y sexualidad te ayudará a conocerte mucho más e incluso a explorar los motivos que subyacen en el uso incesante del móvil.

   Es importante que analices también quién está al otro lado de la pantalla, si es gente que conoces o no, la urgencia que requiere la contestación o incluso el tipo de notificaciones que quieres recibir en el móvil.

2. ***Tracker* de la victoria diaria.** Plantéate pequeños retos cada semana: ¿cuántos días seguidos dejas el móvil fuera de tu alcance o decides regalarte un microhábito que evite que lo consultes cuando sientes el impulso?

3. **Reto de las cuatro sorpresas semanales:**

   Semana 1: Esta semana, cuando suene la alarma por la mañana, con los ojos aún cerrados intenta sentir tus latidos. Es una prueba sencilla de interocepción, lo que la neurociencia y la psicología llaman el «sexto sentido».

Consiste en desarrollar la habilidad de percibir y escuchar a nuestro organismo y resulta muy placentera y beneficiosa. También puedes aplicar este microhábito durante el día: concéntrate en tus órganos internos cuando sientas hambre, picor, cambios de temperatura, tensión muscular o atiende a tu propia respiración o al tacto de tus manos.

Semana 2: Elige un momento del día para dedicarte al dibujo libre. Coge un papel y dibuja lo que te salga, sin planificarlo. Este acto de creatividad sin expectativas ayuda a desbloquear la mente y reduce la autocrítica.

Semana 3: Dedica unos minutos a escribirle una carta a tu yo del futuro, expresando tus deseos y valores. Es un acto simbólico de confianza en tus propios ideales. Cuando la tengas escrita, déjala en un sitio al que puedas volver o programa un e-mail para que te llegue tres, seis o doce meses más tarde.

Semana 4: Incentiva a un amigo o familiar a dejar también el móvil en otra habitación al acostarse. ¡La motivación compartida funciona! Acuérdate de lo que aprendimos cuando hablamos de inteligencia cultural.

El gran secreto: pequeñas acciones, grandes transformaciones

Espero que estos tres ejemplos prácticos te hayan sido útiles. Los tres muestran la esencia del método «Mi día en tres microhábitos»:

1. Escoge tres categorías.
2. Define objetivos concretos.
3. Regálate tres microhábitos diarios.
4. Mide tu progreso.

Mi deseo es que, al cerrar estas páginas, lo hagas con la confianza de poder regalarte cada día, y para siempre, esos tres microhábitos que te transformen. Porque la salud no está solo en lo que comes o en cuánto te mueves, sino en cómo vas escribiendo tu propia historia de autocuidado, pasito a pasito, con acciones diminutas pero cargadas de *flow*.

5

Sé parte del cambio: comparte los microhábitos

Llegó el momento de dar el paso definitivo. Has aprendido qué son los microhábitos saludables y cómo puedes integrarlos en tu día a día, y has conocido ejemplos de personas que los han aplicado con éxito. Ahora quiero retarte a que no guardes esta información solo para ti. Tienes en tus manos una herramienta muy poderosa para transformar tu vida y la de las personas que te rodean. ¿Por qué no animar a tu familia, a tus amigos o a tus seguidores en redes sociales a unirse a este movimiento de bienestar?

Imagina lo que podría pasar si, entre todos, creáramos una comunidad mundial de microhábitos saludables: un lugar donde cada uno pueda proponer sus propias acciones de menos de dos minutos, compartir sus avances y celebrar las metas alcanzadas. Un espacio virtual (y real) en el que apoyarnos cuando flaqueamos y donde descubrir, día tras día, lo que otros están logrando. ¡Sería maravilloso!

Para empezar, puedes hacer algo tan sencillo como compartir en tus redes este libro, enviar un audio de WhatsApp o incluso colocar en tu puesto de trabajo un pequeño póster que diga: «Soy del club de los Microhábitos Saludables».

Cada vez que completes un microhábito, puedes compartirlo y, si te apetece, regalárselo a gente. Tal vez tus tres microhábitos diarios sean el empujón que alguien necesitaba para transformar su rutina. Yo lo hago habitualmente en mis redes sociales (@bcresporuiz) y en mi canal de YouTube (Beatriz Crespo Ruiz) ¡Súmate a la comunidad!

Del «Yo nunca» al «Soy capaz»: historias que inspiran

A lo largo de este libro te he propuesto muchos microhábitos saludables que, al sumarse, logran cambios mucho más grandes. Ahora compartiré contigo casos reales de personas que, aplicando «Mi día en tres microhábitos», pasaron del «Yo nunca he...» al «Puedo lograr lo que me proponga».

He escogido a cinco personas de diferentes géneros, culturas, generaciones y con diversidad funcional. Todas ellas han superado barreras motivacionales, físicas o ambientales que les impedían mantener o crear los hábitos de vida saludable que deseaban. Igualmente, tienes muchos más testimonios en mi página web: www.beatrizcresporuiz.com o en los cientos de publicaciones de mis redes sociales.

«Voy a conseguir hacer deporte regularmente»

Marta, cuarenta y dos años, madre de dos hijos y administrativa.

Marta siempre había llevado una vida sedentaria y, entre el trabajo y cuidar de su familia, no tenía tiempo ni motivación para moverse. «Yo nunca he sido deportista», se repetía.

Se sentía cansada y con poca energía, le apetecía un cambio, pero no sabía por dónde empezar. Además, hace dos años le diagnosticaron hipoacusia y desde entonces perdió bastante audición. Le gustaba la música y bailar, pero se sentía insegura a la hora de apuntarse a clases grupales.

Las categorías en las que se propuso aplicar microhábitos saludables fueron las de movimiento, descanso y alimentación: «Bea, ¡empecé por las típicas!», me confesó mientras se reía.

Con el paso de las semanas, Marta empezó a tener más resistencia física y, sobre todo, más ánimo para moverse. Su sensación de fortaleza le dio la autoconfianza y seguridad que había perdido en los últimos años. Tras varios meses implementando microhábitos en su día a día, acude a clases de zumba y no perdona sus caminatas diarias. «Si no fuera por esos primeros microhábitos —comenta— nunca habría descubierto lo fuerte que soy y lo bien que me sienta cuidarme a mí y a toda mi familia».

¿Cómo superó Marta las barreras? Empezó a practicar cada microhábito «a escondidas» para no sentirse observada. Al ver los resultados (más energía y seguridad, menos tensión en la espalda), se animó a contárselo a sus compañeras de trabajo y luego a su marido. Le sorprendió la buena acogida que tuvieron sus microhábitos en la oficina e incluso en casa y hoy los comparte en un pequeño grupo de Facebook para mamás con discapacidad auditiva; allí demuestra que el deporte es posible en cualquier circunstancia.

Microhábito favorito: Bajar las escaleras en lugar de coger el ascensor. Le lleva menos de un minuto y la hace sentir, desde el mismo momento en que sale por la puerta de casa, que está ganando fuerza. Es su «chupito de *flow*».

«Voy a comer de forma saludable»

Juan, treinta y un años, trabaja en marketing, vive en un piso compartido.

Se describía a sí mismo como un «desastre en la cocina». «Nunca he sabido comer equilibradamente y no tengo paciencia ni tiempo para aprender a cocinar», repetía. Juan veía la comida casera como algo complicado, caro y que le restaba tiempo para otras cosas. Intentó muchas veces pedir comida más saludable a domicilio, pero, al final, siempre terminaba recurriendo a comida ultraprocesada.

Juan empezó a usar los microhábitos gracias a su nutricionista. Comenzó combinando los pedidos a domicilio con alguna ensalada hecha en casa. En los restaurantes, usaba la regla de las tres erres para elegir el menú y, aunque a veces se la saltaba, poco a poco empezó a equilibrar su alimentación. Lo único que le faltaba era reducir los costes diarios que suponía pedir la comida o la cena a domicilio o comer fuera.

Entonces empezó a aplicar microhábitos de finanzas personales para medir cuánto dinero se ahorraba si combinaba sus elecciones con platos preparados en casa. A las pocas semanas, notó que se sentía más ligero y fue pasando de pedir comida a prepararse cenas fáciles.

Hoy comparte en redes sus «recetas exprés» y ha motivado a varios compañeros de trabajo a mejorar su alimentación.

¿Cómo superó Juan las barreras? Se dio cuenta de que podía comprar frutas y verduras frescas a buen precio en el mercado local. Al compartir sus fotos de «platos sencillos» en Instagram, sus amigos empezaron a imitarlo, y el refuerzo externo le animó a seguir «innovando» en la cocina, algo que además está muy en línea con su creativa profesión.

Microhábito favorito: Beber un vaso de agua antes de cada comida. Le ayuda a tomar mejores decisiones con respecto al menú que va a pedir.

«Voy a quererme más»

Silvia, veinticinco años, estudiante de máster en un país diferente al que ha crecido.

Siempre fue muy crítica consigo misma: «Creo que no sé cuidar de mí misma, siempre he cuidado más de otros, me hace sentir bien». Con la presión académica y la comparación constante con lo que veía en redes sociales, su autoestima estaba bastante dañada. No se sentía muy comprendida por sus padres porque decía que eran «de otra generación» y que, para ellos, sus emociones y frustraciones eran fruto del poco aguante que la gente joven tiene ahora.

Silvia empezó a regalarse los microhábitos tras llegar por casualidad a mi perfil de Instagram. Una compañera suya compartió una de mis publicaciones para responder con asertividad cuando otras personas opinan sobre tu cuerpo. Se sintió identificada y con capacidad de poder llevarlo a cabo, así que consultó más microhábitos y cogió algunas ideas.

Tras unas semanas poniendo en práctica microhábitos al azar, notó que se despertaba con una actitud más amable hacia sí misma, básicamente porque se priorizaba y se regalaba pequeños microhábitos que la hacían sentir bien. Actualmente, Silvia tiene un pequeño grupo de amigas con las que comparte «microhábitos de amor propio» cada semana; de vez en cuando, comparte también alguno con su madre.

¿Cómo superó Silvia las barreras? Descubrió que los microhábitos le proporcionaban una sensación de logro inmediato que le gustaba y que la hacía sentirse bien, ¡incluso mejor que el chocolate y el helado de limón! Pronto empezó a compartir sus avances en TikTok; su sorpresa llegó cuando una de sus amigas le dijo que había puesto en práctica uno de sus microhábitos y que le había sentado fenomenal.

Microhábito favorito: Mirarse al espejo y regalarse una sonrisa. Le basta con diez segundos cada mañana para recordarse que merece cosas buenas.

«Voy a conseguir desconectar cuando salga del trabajo»

Javier, cincuenta y dos años, responsable de ventas y muy activo en redes.

Tenía un alto nivel de estrés y le costaba dejar de pensar en el trabajo al terminar la jornada. Muchas de sus relaciones personales terminaban fracasando porque no era capaz de hablar de otra cosa o porque se evadía constantemente del momento presente. «Me cuesta mucho relajarme del todo, mi cabeza está siempre en la oficina; cuando por fin logro desconectar, ya es tarde», decía.

Javier estaba hiperconectado al móvil. Tenía todas las notificaciones activas y se sentía mal si no contestaba a alguien que le escribía. Le gustaba ganar dinero, es un gran vendedor y veía oportunidades en absolutamente todos los eventos sociales, pero no ser capaz de desconectar hacía que todas sus relaciones fueran interesadas o, al menos, que se percibiesen de esa manera.

Javier empezó a usar los microhábitos por casualidad. Un amigo suyo le comentó que había gente en internet que compartía trucos para ahorrar dinero y eso le motivó a convertirse en *influencer* de ventas. Buscando recursos para su canal de contenidos, encontró un directo que hice en YouTube con mi compañera Jess Rodríguez sobre cómo aplicar microhábitos para honrar a las personas que habían fallecido y sobrellevar mejor el duelo y ¡le encantó!

Cuando empezó a aplicar algún microhábito de descanso y desconexión digital se dio cuenta de que era incluso más creativo y de que tenía mejores ideas de venta que antes. Incluyó entonces en su rutina microhábitos para conectar con las personas de una forma más auténtica y recibió así el cariño que tanto echaba de menos; de esta forma, pasó a querer tener más tiempo para él y, después, para el resto.

Al cabo de un par de meses, Javier dormía mejor y dedicaba más tiempo de calidad a sus amigos y familiares. Recibir el cariño de sus amigos es una de las mayores recompensas que ha obtenido.

¿Cómo superó Javier las barreras? Tras unos meses usando microhábitos, Javier habló con su jefe y con sus compañeros para establecer unos límites más claros en sus horarios, y se permitió no contestar mensajes fuera de su horario laboral.

Microhábito favorito: Desactivar las notificaciones del

correo de la empresa al finalizar la jornada. Es el momento de desconectar y de dedicar tiempo y atención a su cuidado personal.

«Voy a hablar de forma que me escuchen»

Paula, cincuenta y tres años, consultora, vive en Madrid, utiliza silla de ruedas.

Habitualmente, evitaba hablar en público y sentía vergüenza al expresar sus ideas: «Me produce nerviosismo el simple hecho de pensar en tener que exponer algún informe a mis compañeros, así que ¡imagínate a los clientes!».

Aunque siempre ha sido muy decidida en su vida personal y la silla de ruedas, con la que convive desde pequeña, nunca la ha limitado en su relación con los demás, en el ámbito laboral no se siente segura. La falta de accesibilidad cuando va a visitar a algún cliente, o incluso en su propia empresa, le impide en muchas ocasiones participar cómodamente en las conversaciones o liderar la exposición de informes. Al final, «me ponen donde hay hueco o donde cabe la silla».

Paula descubrió los microhábitos a través de uno de mis pacientes del Hospital Nacional de Parapléjicos. Él le habló de las píldoras de ejercicio que compartí durante la pandemia de covid-19 en mi canal de YouTube. Paula se puso a buscar más información al respecto y encontró uno de los programas de televisión en los que participé para promover la práctica de ejercicio en personas con movilidad reducida.

A partir de ahí, se suscribió a mi canal y descubrió el microhábito que anima a cambiar el «perdón» por el «gracias» a la hora de excusarnos (por ejemplo, en lugar de «Perdón por llegar tarde», decimos «Gracias por la espera, valoro mucho tu tiempo»); este llamó su atención y decidió ponerlo en práctica. Además, comenzó a investigar sobre la comunicación asertiva y el lenguaje positivo. Paula mejoró su manera de comunicarse y ganó soltura a la hora de compartir sus ideas, tanto en el entorno personal como en el profesional.

Actualmente, expone de forma segura sus presentaciones, y sus jefes y compañeros valoran su claridad. Ella misma dice: «Jamás pensé que dando pasos tan pequeños mejoraría tanto».

¿Cómo superó Paula las barreras? Sugirió mejoras de accesibilidad en la oficina y encontró apoyo en su equipo. Ahora muestra más confianza en sí misma, incluso ante sus clientes. También se asegura con anterioridad de que va a poder contar con una sala amplia para las reuniones, y en las virtuales, toma la iniciativa.

Microhábito favorito: Dar las gracias en vez de pedir perdón. Ese primer microhábito fue para ella transformador, su primer gran paso.

Comparte y multiplica tus microhábitos

Como hemos podido comprobar, cada historia comienza con un «Yo nunca he» y, gracias a los microhábitos, evoluciona hasta un «Ahora soy capaz de conseguir lo que me proponga». Es el poder de los microhábitos saludables.

¿Y ahora qué?

- **Comparte tus microhábitos** en redes sociales con un *hashtag* que te guste: #TuDíaEn3Microhábitos, #MicrohábitosSaludables, #PequeñosPasosGrandesCambios...
- **Invita** a tus compañeros de trabajo o a tu grupo de amistades a crear un reto semanal con tres microhábitos: por ejemplo, los lunes nos regalamos treinta sentadillas, los miércoles bajamos las escaleras y los viernes llevamos un snack saludable a la oficina.
- **Organiza** un taller en tu barrio, con tu familia o con tu comunidad virtual. Basta con reunirse un rato para compartir ideas y ver qué tres microhábitos quiere incorporar cada uno.

Si cada persona que lee este libro se anima a contagiar aunque sea a una sola persona la idea de que dos minutos al día pueden cambiar una vida, crearemos una gran red inspiradora. Cada vez que alguien publique un testimonio, un nuevo microhábito o un comentario positivo, estará ayudando a otra persona a la que quizá ni siquiera conoce, pero que necesita ese empujoncito para pasar del «No puedo» al «Vamos a probar».

Tú eres parte de este movimiento. Si has llegado hasta aquí, créeme que tu experiencia es valiosa para quienes están dando sus primeros pasos, así que no lo dudes: comparte, inspira, sonríe y celebra. Los microhábitos son el comienzo de un camino que puede llevarte a destinos increíbles y, cuantos más seamos, más grande será la aventura.

¡Gracias por acompañarme hasta aquí y por sumarte a esta comunidad que crece cada día! Ahora te toca escribir el siguiente capítulo: el de tu propia vida, tus historias, tus logros... Y el de todos aquellos a los que contagies tu ilusión por los microhábitos saludables.

¡Nos vemos en las redes, o en persona, celebrando cada microhábito!

Agradecimientos

A todas las personas que, durante aquellos días inciertos de confinamiento en el año 2020, encontraron en las *healthy pills* que grababa cada tarde desde la terraza de mi casa un motivo para moverse, sonreír y procurar su bienestar desde sus hogares. Gracias por compartir esos momentos con vuestros seres queridos, porque con cada visualización y cada mensaje de ánimo se fue tejiendo algo mucho más grande de lo que imaginé. Lo que empezó como píldoras de ejercicio online en casa se convirtió en un movimiento global: el Club de los Microhábitos Saludables. Y todo porque cada uno de vosotros hizo de un simple gesto cotidiano, en un momento complejo y difícil para la humanidad, una inspiración para el mundo.